D<sup>r</sup> Maurice DELAY
Ex-interne des Hôpitaux de Lyon

# DU TRAITEMENT CHIRURGICAL

## DE LA

# PÉRIGASTRITE

## Suite d'Ulcère de l'Estomac

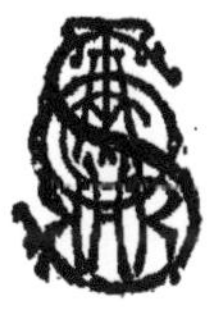

A. STORCK & C<sup>ie</sup>, IMPRIMEURS-ÉDITEURS, LYON
PARIS, 16, rue de Condé, près l'Odéon

—

1904

Dʳ Maurice DELAY
Ex-interne des Hôpitaux de Lyon

# DU TRAITEMENT CHIRURGICAL

## DE LA

# PÉRIGASTRITE

## Suite d'Ulcère de l'Estomac

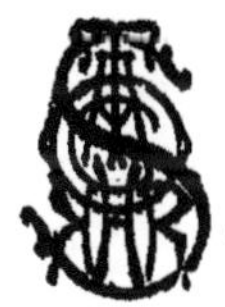

A. STORCK & Cⁱᵉ, IMPRIMEURS-ÉDITEURS, LYON
PARIS, 16, rue de Condé, près l'Odéon

—

1904

A LA MÉMOIRE DE MON PÈRE




A MA MÈRE




A MON ONCLE ET MA TANTE ALLIMAND

# A MES MAITRES DANS LES HOPITAUX

### EXTERNAT

MM. le professeur Jaboulay ;
le professeur agrégé Roques ;
le professeur agrégé Gangolphe.
A la mémoire du professeur Laroyenne.

### INTERNE SUPPLÉANT

MM. le professeur Renaut ;
le docteur Bouveret ;
le docteur Bret.

### INTERNAT

MM. le professeur agrégé Vincent ;
le professeur agrégé Paviot ;
le professeur agrégé Villard ;
le professeur agrégé Rollet ;
le professeur Pollosson ;
le professeur Jaboulay.
A la mémoire du professeur Ollier.

M. le professeur Jaboulay, dans le service duquel,
il y a bientôt sept ans, nous avons fait nos premiers

pas comme externe et où nous avons l'honneur de finir notre internat, a tout particulièrement droit à notre reconnaissance. Il nous donne une nouvelle marque d'intérêt en acceptant la présidence de cette thèse.

Nous remercions aussi d'une façon toute spéciale MM. les professeurs agrégés Villard et Rollet qui nous ont donné, à plusieurs reprises, des preuves de leur bienveillance.

M. le professeur agrégé Roques qui nous a prodigué avec le plus grand dévouement ses soins pendant une longue maladie a doublement droit à notre profonde gratitude, comme élève et comme malade.

Merci aussi à nos amis Pinatelle, Trillat et Sarvonnat qui nous ont aidé dans la traduction de plusieurs mémoires.

# CHAPITRE PREMIER

—

## Anatomie pathologique.

« L'ulcère devient chirurgical par trois de ses complications, l'hémorragie, la perforation et la sténose. » (Jaboulay : *Chirurgie des centres nerveux*). On peut ajouter aussi par ses adhérences.

C'est seulement depuis l'essort de la laparotomie sus-ombilicale que l'on s'est aperçu de la fréquence et de la gravité de la périgastrite.

L'historique de la question est très complètement traité dans les thèses de Marion Dupouy, 1898, Langlais, 1902. Depuis cette époque, nous trouvons sur ce sujet la thèse de Cabanne-Tellé, le travail de Duplant (*Revue de médecine*); l'article de Vautrin (*Revue de gynécologie*) et de ci de là dans la littérature, de courtes mentions, surtout à l'étranger, particulièrement en Angleterre avec Mayo Robson, Manselle Moullin, Welch, Carless, etc.

D'une façon générale, l'attention des chirurgiens a été plus attirée par les relations de la périgastrite avec les sténoses (pylore et biloculation de l'estomac) que par la périgastrite elle-même.

On a laissé dans l'oubli ces adhérences défensives du péritoine qui s'implantant sur un viscère mobile et creux, dépassent souvent leur but, et qui tout en défendant le péritoine deviennent parfois une véritable complication.

Avant d'aborder l'étude des moyens propres à lutter contre la périgastrite, il est indispensable d'entrer dans quelques développements sur sa formation, son évolution, sur les troubles qu'elle engendre.

### Formation et évolution de la périgastrite. Le plastron épigastrique.

Le péritoine réagit devant l'ulcère de l'estomac, comme devant les inflammations de l'appendice et des voies biliaires, comme chaque fois qu'il se trouve en présence d'une épine irritative, par une légère péritonite de voisinage (chute de l'épithélium, vascularisation, production d'une fausse membrane) ; c'est l'inflammation adhésive de Hunter.

Les premiers stades de ces inflammations séreuses ont été étudiés complètement par Marchand (*Virchow Archiv*, 1892) et Cornil (*Traité d'Anat. pathologique*).

A quoi est due cette inflammation des séreuses ? Est-ce à des agents mécaniques, chimiques ou microbiens ?

En faveur des agents mécaniques, on invoque des faits comme ceux-ci : épaississement de la séreuse du foie au niveau des empreintes dites de corset ; épaississement du péritoine au niveau du mésentère des anses intestinales, qui pénètrent dans les sacs herniaires.

Mascano, de son côté, est arrivé à produire des adhérences en déposant sur la séreuse des solutions très légèrement acides. Ce sont des recherches du domaine expérimental.

Nous retiendrons surtout les faits de Nicholls (*Studies from the royal Victoria*, n° 3, 1902) qui, étudiant un cas d'adhérences multiples après ulcère du duodénum, a trouvé dans toutes ses coupes un bacille qu'il a cultivé et qui appartenait au groupe des coli. Huguenin (*Suisse Romande*, 1903, p. 303) dans un cas semblable n'a pas, il est vrai, retrouvé de bacilles.

D'autres arguments militent en faveur de la théorie de Nicholls. N'a-t-on pas trouvé au milieu des adhérences de la périgastrite des gouttelettes de pus, et parfois ne sont-elles pas l'origine de vastes abcès ?

D'ailleurs, si l'ulcère n'est pas dû à un trouble du sympathique comme notre maître en a émis l'hypothèse, ne peut-il être lui-même un accident infectieux ?

Gordon (in *Bristol med. chir. Journal*, 1902) le croit ; expérimentalement, par des cultures de staphylocoques posées sur la muqueuse stomacale, il est arrivé à produire une inflammation et une eschare qui n'est pour lui que l'origine de l'ulcère. Le suc gastrique est inhibiteur des microbes, mais justement l'auteur fait remarquer que l'ulcère est moins fréquent dans les parties les plus déclives et baignées par le suc gastrique ; plus fréquent, au contraire, au niveau du pylore, où le suc devient légèrement alcalin.

Au point de vue chirurgical, qu'elles soient d'origine infectieuse, chimique ou mécanique, les adhérences sont surtout des barrières protectrices du péritoine, des cloisons précieuses contre l'infection.

Molles, celluleuses, minces et lâches, dans les cas d'ulcères récents (Nicaise), elles cèdent facilement sous l'action du doigt qui les déchire, ce sont les cas bénins. Mais quand l'ulcère est plus ancien, la séreuse organise les adhérences molles du début en adhérences plus serrées, résistantes, dures, qui arrivent parfois à former des brides, de véritables membranes, des tractus fibreux de couleur nacrée comme un tendon, allant de l'estomac à d'autres viscères. D'autres fois, et là il faut admettre une prédisposition spéciale (Huguenin) ou bien une action particulièrement nocive de l'ulcère, le péritoine réagit d'une façon si vigoureuse, qu'il coule autour de l'estomac une quantité d'adhérences telle, qu'il moule le viscère et le bloque dans une symphyse totale.

Le plastron épigastrique est l'image de l'évolution des adhérences ; il se trouve formé par la réunion d'une certaine quantité de ces adhérences plus ou moins serrées, de consistance plus ou moins solide. Au centre et au fond du plastron se trouve l'ulcère chronique avec ses bords indurés, tout autour de lui et le dépassant largement, il y a les adhérences qui mettent l'ulcère en contact avec la paroi. La cavité péritonéale libre a disparu et à sa place, se trouve le magma des adhérences, disposées soit en rayons de roue, soit en palissades serrées (Nicholls), soit encore en deux ou trois couches stratifiées (Langlais) comme si à chaque poussée d. l'ulcère, le péritoine avait répondu par une poussée .'adhérences.

Au milieu de la tuméfaction se trouvent souvent, çà et là, quelques gouttelettes de pus, insignifiantes souvent, mais qui peuvent devenir l'amorce de gros abcès.

Il n'est pas rare aussi, au cours de la dissociation de ce gâteau, de trouver à son centre, comme dans les deux cas de Terrier (*Chirurgie de l'estomac*, Hartmann) de petites fistulettes borgnes qui conduisent, après un trajet plus ou moins sinueux, au centre de l'ulcère.

Parfois enfin, comme dans les deux observations de Villard (*Province médicale*), on trouve dans le plastron épigastrique une large communication avec l'estomac et aussi avec le péritoine, et dans ces cas les adhérences, impuissantes à aveugler et enrayer la perforation stomacale, n'en ont été que le premier temps.

Mais on ne constate pas toujours autour des anciens ulcères les adhérences protectrices. Cela tient à ce que ces membranes, d'une organisation précaire, ont subi un travail de résorption et de disparition progressive comme cela se passe fréquemment dans l'abdomen, pour la péritonite tuberculeuse par exemple.

Il est même un point qui serait d'un haut intérêt ; c'est de savoir si la disparition de ces adhérences ne suit pas tous les ulcères qui se cicatrisent, si, en un mot, les adhérences ne sont pas simplement un signe d'activité de l'ulcère, qui disparaîtront quand l'ulcère sera guéri.

Nous nous rattachons à cette opinion, pour la majorité des faits. Quand l'ulcère guérit, les adhérences disparaissent. A l'appui de cette idée, nous pouvons rapporter une observation très concluante, qui a été publiée en tant qu'intervention chirurgicale par André (*Revue de médecine*, 1900), dont nous avons pu avoir par l'auteur le compte rendu d'autopsie, un an après son intervention, à l'occasion d'une affection intercurrente. Dans ce cas de périgastrite suppurée avec perforation, suite d'un ulcère de l'estomac, incisée, drainée et guérie, un an après, sur la table d'autopsie il fut très difficile de retrouver la cicatrice de l'ulcère qui avait donné lieu à la perforation qui était parfaitement guéri ; quant aux adhérences elles avaient complètement disparu.

Dans les observations et relations d'autopsies que nous avons pu parcourir ; sur 25 autopsies d'ulcère cicatrisés, 2 fois seulement on a noté des adhérences, et dans ces deux cas, l'un nous est personnel et constitue l'observation XXV. Il est vrai qu'on pourra nous objecter que dans ces 23 cas les adhérences n'avait jamais existé du vivant.

Les interventions de Duret et de Reynier sur la vésicule biliaire ; les indications opératoires que posent MM. Tripier et Paviot (péritonite sous-hépatique) qui conseillent d'agir sur les voies biliaires pour mettre fin aux douleurs et aux troubles dont souffrent ces malades par leurs adhérences, nous paraissent être dans le même ordre d'idées que les nôtres.

C'est enfin un fait clinique que lorsque la tuméfaction épigastrique disparaît par le repos et le simple traitement médical, cette amélioration coïncide toujours avec la disparition des douleurs et le plus souvent la guérison de l'ulcère causal.

Cependant les deux autopsies contradictoires que nous rapportons et dont l'une est due à Huguenin (*loco citato*) montrent qu'il ne faut pas être absolu. S'il est logique et vrai d'admettre, que dans la majorité des cas l'adhérence disparaît avec l'ulcère, il arrive aussi, soit par suite de la profondeur ou de la durée de la lésion, ou par une prédisposition que les vestiges de la péritonite persistent après l'ulcère.

### Fréquence. — Siège. — Déformations viscérales dues à la périgastrite. — Ses quatre types anatomiques.

La périgastrite peut se développer au voisinage d'un ulcère récent relativement. M. Mouisset (*Société de sciences médicales*, 1900) a rapporté l'observation d'un malade qui souffrait depuis trois mois et avait des adhérences.

Mais le plus souvent, la lésion primitive précède de plusieurs années les adhérences du péritoine. Et l'on se trouve généralement en présence d'ulcères chroniques, à contours irréguliers et crénelés (comme s'ils étaient formés de la réunion de plusieurs ulcères), à surface plus ou moins étendue, de forme variée, en anneau, en *z*, en fer à cheval (Manselle Moulin, *Lancet*, 1902).

Les bords de cet ulcère sont épaissis, calleux ; le fond

grisâtre repose soit sur le péritoine lui-même, soit sur les organes voisins qu'il altère ou détruit rapidement.

Les cas les plus typiques de ces lésions sont ceux qui ont été rapportés par Bouveret, Cruveilher où les ulcères atteignent 15 et 20 centimètres d'étendue. M. Jaboulay s'est trouvé une fois en face de ces lésions : — il n'existait plus à proprement parler d'estomac dont le fond, mangé par l'ulcère, était formé par le foie et le pancréas. Cliniquement le viscère répondait à une toute petite bande sonore placée sous la glande hépatique.

D'après Mayo Robson, les adhérences dans l'ulcère sont très fréquentes. 50 p. 100 pour cet auteur. Jashick 40 p. 100 ; Habersohn 32,8 p. 100 ; Browicz 39,5 p. 100 ; Brinton, cité partout, sur 22 observations d'adhérences trouve 15 cas avec le pancréas ; 5 avec le foie ; 1 avec la rate ; 1 avec le mésentère. Fenwich, sur 75 cas d'ulcère de la face postérieure, trouve 45 fois des adhérences. Langlais fait remarquer très justement que la périgastrite existe d'autant plus souvent que l'ulcère est plus ancien.

On peut diviser les adhérences de la périgastrite en quatre groupes bien distincts :

Les adhérences isolées ; le type de la symphyse postérieure ; de la symphyse hépatique ou de la petite courbure ; de la symphyse antérieure.

### Les adhérences isolées.

Les *adhérences isolées* n'ont pas de groupement particulier ; elles sont essentiellement variables.

Tantôt elles existent sous la forme d'une bride qui s'attache au côlon (obs. IX), ou divise l'estomac, etc.

### La symphyse postérieure.

Au point de vue chirurgical, les adhérences gastro-pancréatiques sont très importantes ; car elles sont un obstacle parfois assez sérieux à la mobilisation de l'estomac et une complication réelle de la gastro-entéro-anastomose et de la gastrostomie. Nous reviendrons sur ce point.

Rémon (thèse Paris 1898) considère ces adhérences d'après l'axe horizontal et l'axe vertical de la glande pancréatique. Suivant l'axe horizontal trois cas peuvent se présenter : la petite courbure adhère au corps du pancréas ; ou le pylore avec la tête de cette glande (adhérences juxtapyloriques) ; ce sont les cas les plus fréquents ; ou enfin la partie gauche de l'estomac avec la queue (adhérences juxtacardiaques) ; ces derniers cas sont rares.

Suivant l'axe vertical, l'auteur distingue les cas dans lesquels l'ulcération a débordé le pancréas, ou au contraire est restée cantonnée à la surface de la glande. Si la surface de l'ulcère a dépassé les bords du pancréas, le cas est beaucoup plus grave et le malade plus exposé à la perforation et à la rupture. Ces adhérences postérieures prennent encore un degré de gravité de plus si l'on remarque que les épaississements péritonéaux englobant le plus souvent les artères du grand cercle épigastrique, coronaire stomachique, pylorique, gastro-épiploïque, splénique facilitent leur ouverture (Savariaud, thèse Paris, 1898).

### La symphyse hépatique ou de la petite courbure.

Perret et Cabanne-Tellé trouvent les adhérences hépatiques les plus fréquentes. Réduites parfois à de simples tractus qui unissent en pont l'estomac à la vésicule et au duodénum, à des épaississements durs et scléreux de l'épiploon gastro-hépatique, elles forment aussi parfois des adhérences et des membranes fortement constituées qui s'étalent entre le diaphragme et la petite courbure.

L'espace sous-hépatique est parfois complètement comblé par ces exsudats, enserrant ainsi non seulement la région pyloro-gastrique, mais les vaisseaux se rendant au hile du foie, le cholédoque, la vésicule, etc.

C'est de la petite courbure que partent en général ces adhérences hépatiques. On comprend d'ailleurs fort bien que le péritoine réagisse autour de la petite courbure qui est un des points faibles de l'estomac, un des sièges habituels de perforation. Fenwick, 50 p. 100 des cas, et cet auteur donne même le conseil dans une laparotomie par perforation de l'estomac d'aller tout de suite à la face antérieure et à la petite courbure. La description de ces adhérences se confond avec la description de celles du foie.

### La symphyse antérieure.

Sur la face antérieure de l'estomac, la péritonite adhésive donne naissance au plastron épigastrique, au blindage plaqué derrière la paroi, qui est un des signes principaux de la périgastrite antérieure et que nous avons déjà étudié. Les adhérences ne constituent pas seules la tuméfaction que l'on a parfois sous la main. Celle-ci est en grande partie due aux réactions d'un vieil ulcère de la paroi antérieure de l'estomac. En général, la périgastrite adhésive antérieure est plus fréquente à gauche qu'à droite. C'est même un signe clinique important en faveur d'un ulcère. Sur dix-sept observations dans lesquelles la localisation a été indiquée, la périgastrite siégeait quatre fois à droite et treize fois à gauche.

Hirschfeld explique cette localisation par ce fait que les ulcères péricardiaques déterminent sur le péritoine voisin une réaction exsudative qui peut s'organiser, grâce au peu d'extension du mouvement de l'estomac dans cette région de la face antérieure.

On comprend aisément que l'estomac, viscère mobile et creux, englobé et enserré par ces adhérences, éprouve des troubles et des modifications dans sa statique et dans sa forme.

Par traction : la grande courbure est par exemple attirée en bas vers le pubis et les organes du petit bassin (Bouveret) et l'estomac prend des formes bizarres telles que celle d'un U, d'un V, etc., d'un triangle quand il est fixé et attiré par trois de ses points.

Boinet (*Bulletin médical*, 1902) cite un cas où l'estomac distendu, tiraillé affleurait le pubis et fit penser à un kyste de l'ovaire.

Par torsion : les déformations sont moins fréquentes, Hayem dans la thèse de Cabanne-Tellé, en cite deux cas. Dans le premier, la paroi antérieure de l'estomac était fixée à la partie inférieure du foie, tandis que sa face postérieure venait adhérer à la paroi abdominale. Dans le second, le pylore, attiré à gauche par rétraction de la petite courbure, se fixe aux fausses côtes. Nous connaissons un cas de M. Rollet, il est vrai qu'il s'agissait de cancer, dans lequel le pylore était venu se placer à gauche.

La péritonite sténosante est le terme le plus courant des déformations stomacales, et l'on est parfois obligé de sculpter le pylore pour le libérer des plaques inflammatoires qui l'enserrent.

La biloculation n'est pas rare au cours de la périgastrite. Perret dans sa thèse ne signale l'absence d'adhérences que dans trois cas. Et nous-même dans une des observations que nous rapportons d'adhérences de la petite courbure, il y avait un léger degré de biloculation.

Hayem signale encore dans Cabanne-Tellé deux observations d'invagination du duodénum, dont la portion initiale était comme absorbée par l'estomac, phénomène dû à la rétraction de la petite courbure.

A côté de ces grandes déformations, il en existe de plus modestes. Lorsqu'une adhérence n'exerce son action que sur un point limité de l'estomac, cela donne lieu à des dilatations simples, c'est ce que Zahn et Hirsch ont appelé les diverticules de traction.

Ces déformations de l'estomac s'accompagnent souvent pour les mêmes causes de déplacement du tractus intestinal. C'est le côlon qui, attiré en haut, se trouve adhérer au diaphragme et au pancréas

(Hayem). C'est le duodénum sur lequel les adhérences peuvent, en se fixant, modifier la conformation générale en U de ce viscère. Dans une de nos observations, une adhérence partant de l'arête pylorique à la deuxième portion du duodénum réalisait les contacts que M. le professeur Jaboulay a réalisés dans la gastro-duodénostomie.

Les parties les plus lointaines de l'intestin grêle peuvent être lésées et c'est ainsi que dans l'observation que nous rapportons (*Soc. sciences médicales*, 1903), on trouva des adhérences qui partaient sous forme de brides de deux ulcères de l'estomac, parcouraient tout le péritoine et finalement venaient au niveau du douglas faire une occlusion intestinale, qui nécessita la création d'un anus artificiel et d'une laparotomie dans une deuxième intervention.

Les organes du hile du foie sont parfois comprimés et bouleversés par les adhérences (Duplant-Vautrin), il y eut dans les cas qu'ils rapportent ascite et ictère. Dans l'observation III de Cabanne-Tellé on trouve signalées des adhérences avec la rate et la grosse tubérosité sans déplacement de cet organe.

Nous ne connaissons pas d'observation dans laquelle les organes génitaux aient été atteints par le processus de la périgastrite.

Nous devons enfin signaler les complications de ces adhérences. « Ce sont les accidents infectieux, la périgastrite suppurée qui n'est le plus souvent que la conséquence d'une perforation gastrique au milieu du gâteau péritonéal. » Nous les étudierons dans un chapitre spécial.

### Le retentissement pathologique de la périgastrite sur la structure intime des viscères lointains et sous-jacents.

Ces grands bouleversements des organes ne vont pas sans retentir sur la structure intime des viscères. C'est un point que les auteurs ont peu envisagé dans la périgastrite. Le péritoine tout entier est solidaire ; les lésions de l'appendicite peuvent retentir dans tous les recoins du péritoine (Dieulafoy); les inflammations de la vésicule biliaire, la péritonite sacro-hépatique retentit sur l'appendice, les organes génitaux internes (Tripier et Paviot). La périgastrite agit de même, et Huguenin (*Suisse Romande*, 1903, p. 305) rapporte une observation concluante à ce sujet.

Je la résume rapidement, renvoyant pour les détails histologiques au mémoire original.

*Diagnostic anatomique.* — Cicatrice d'ulcère rond de l'estomac avec péritonite adhésive de voisinage, péritonite généralisée fibreuse et ascite, périhépatite chronique, hépatite interstitielle sous-capsulaire, pleurésie fibreuse gauche et droite avec épanchement, pneumonie interstitielle fibreuse pleurogène, atélectasie de la base des deux poumons, néphrite parenchymateuse aiguë, atrophie des organes génitaux, myome intramusculaire, endocardite fibreuse.

Huguenin admet que le point de départ de toutes ces lésions est la périgastrite consécutive à un ulcère.

La périgastrite prend-elle une part dans les lésions de gastrite parenchymateuse que Hayem signale dans la plupart des ulcères chroniques? Nous n'en savons rien, mais il faut remarquer que soit du fait des adhérences, ou pour d'autres raisons, les ulcères adhésifs sont plus graves et plus longs à cicatriser que les autres ulcères.

Rémon signale de l'hypertrophie des parois de l'estomac au voisinage de la périgastrite.

Denhay (*Soc. anat.*, 1886) rapporte des lésions de sclérose et d'atrophie du pancréas au point où il correspond à l'ulcère.

Delpeuch (*Soc. anat.*, 1881) publie une observation où une cloison pancréatique séparant deux ulcères était formée par du tissu pancréatique dur et épais.

Sourdille (*Soc. anat.*, 1875) signale les lésions infectieuses du pancréas adhérent.

Quant aux vaisseaux, Savariaud a étudié les processus d'endartérite et d'ulcération qui se passent à leur niveau au milieu des adhérences.

Nous avons observé un cas où des adhérences unissant l'estomac au duodénum avaient déterminé une congestion et un épaississement considérable de ce dernier qui le faisait ressembler à un intestin de chien.

Enfin Huguenin rapporte toutes les lésions qu'il a observées dans l'observation que nous résumons à un ulcère adhésif. Nous nous rattachons d'ailleurs entièrement aux conclusions de Huguenin. L'extension d'une inflammation localisée ne se produit pas seulement pour l'organe sous-jacent à la séreuse, elle a lieu d'une séreuse à une autre séreuse. La pleurésie droite peut engendrer une périhépatite, la pleurésie gauche une péricardite.

Les adhérences déforment les organes, la rétraction cicatricielle des épaississement fibreux comprime le parenchyme ; l'effet de cette compression est pour le poumon une déformation et une diminution du volume des adhérences, pour le foie une atrophie des lobules sous-séreux.

L'inflammation de la surface est le point de départ d'une inflammation interstitielle, qui peut être restreinte à la couche sous-séreuse ou peut envahir tout l'organe. Et alors c'est pour le foie, l'hépatite interstitielle chronique ; pour la rate, la splénite sous-capsulaire ; et probablement pour l'estomac, la gastrite interstitielle.

### Les périgastrites de voisinage.

Quoique n'ayant en vue dans ce travail que le traitement de la périgastrite suite d'ulcère de l'estomac, il nous paraît un peu artificiel, surtout dans un chapitre d'anatomie pathologique et après avoir insisté sur la solidarité du péritoine, de ne pas dire un mot des périgastrites de voisinage. au moins pour les éliminer. Il n'y a pas une périgastrite, mais des périgastrites.

La périgastrite résulte parfois de lésions extrinsèques de l'estomac, le traumatisme accidentel et chirurgical (Pinatelle, thèse de Paris). Dans nos observations, nous avons un cas de périgastrite adhésive post-opératoire. Enfin, il est probable qu'il faut faire entrer aussi dans la classe des ulcères adhésifs ces ulcères externes qu'Hayem a signalés à l'Académie de médecine (27 octobre 1903) sous le nom d'ulcère externe de l'estomac.

Après le travail de Tripier et Paviot, il est banal de constater dans les cas de calculs biliaires ou de cholécystites suppurées des adhérences propagées au duodénum, au pylore, à l'estomac. D'après ces auteurs cependant, elles ne seraient pas aussi fréquentes qu'on pourrait le croire. « Nous avons rencontré à la surface de l'estomac des épaississements blanchâtres, rarement une bride partant de la vésicule venait s'étaler sur l'antre prépylorique, rarement des membranes solidement constituées. » Ils en attribuent d'ailleurs la cause à la musculature solide de l'estomac.

La périgastrite peut suivre les inflammations du pancréas, la lithiase, la tuberculose, le cancer de cet organe. Ces symphyses sont mal connues. Et nous en avons pour notre part vu un cas très probant à la suite d'un cancer de la tête de cet organe.

Après l'ulcère, c'est le cancer qui est l'origine la plus fréquente de la périgastrite. Parfois ce n'est pas l'inflammation péricancéreuse qui retentit sur le péritoine, mais le cancer lui-même. Dans un cas, après une laparotomie, nous avons vu le cancer suivre les adhérences post-opératoires et venir faire issue au dehors.

On ne sait pas bien ce qu'il faut entendre sous le nom de linite plastique (Hoche, *Revue de médecine,*

1903), mais il est certain que l'épaississement scléreux des parois de l'estomac peut s'étendre à la
séreuse (Mathieu).

Puisqu'il existe des lésions tuberculeuses de l'estomac, des sténoses bacillaires de cet organe, ne peut-
il se constituer des symphyses de ce chef? La tuberculose n'est-elle pas symphysante ?

Vautrin rapporte un cas d'adhérences très serrées,
constatées au cours d'une laparotomie, guéries par
le traitement spécifique. La manifestation sclérogène
de la syphilis peut fort bien s'exercer dans le sens
d'une périgastrite. Et chez un syphilitique jeune
porteur d'un plastron épigastrique, avant de l'attri-
buer à toute autre cause, il faudrait pendant longtemps
utiliser le traitement spécifique.

# CHAPITRE II

—

**Les symptômes douleur et vomissement sont-ils dus, dans la périgastrite, aux adhérences ou à l'ulcère ?**

La plupart des auteurs qui se sont occupés de cette question (Rokitansky, Axenfeld, Rémon, Dupouy, etc.) considèrent que la douleur et le vomissement sont les signes évidents de l'action mécanique des adhérences périgastriques sur l'estomac.

On comprend tout l'intérêt qui s'attache à cette question quand il s'agit de poser les indications du traitement des adhérences de l'ulcère gastrique.

Avant d'entrer dans la discussion de ce point, nous tracerons rapidement le tableau de ces deux symptômes.

L'intensité des douleurs dans la périgastrite est assez variable, suivant le iège des adhérences, l'état morbide de l'estomac, les organes rendus solidaires par symphyse. Mais pour une description générale ce sont des malades qui souffrent constamment, non pas d'une douleur aiguë et pongitive comme celle d'un ulcère, mais par des sensations constantes de pesanteur, de tension... de crampes.

Ces douleurs existent même à jeun, et deviennent surtout appréciables dans la marche et l'effort. La station debout en particulier l'exagérerait et Dupouy, Vautrin, Langlais, Tournier disent que les patients atteints de périgastrite marchent le plus souvent le corps courbé en avant, en évitant « les secousses de la marche et tous les obstacles du chemin ».

Après l'ingestion des aliments, des paroxysmes douloureux s'ajoutent aux souffrances, tant que dure le péristaltisme de la digestion, qui va parfois jusqu'aux vomissements ; en tout cas la présence des aliments aiguise les douleurs.

Enfin, par moment et en dehors de tout écart de régime, plus souvent après un écart de régime, apparaissent des paroxysmes douloureux qui ne sont pas en rapport avec un effort de la motilité stomacale, avec de petites poussées fébriles de péritonite plastique, et qui donnent des localisations douloureuses très diverses.

Tous les caractères de variabilité, d'inconstance, de rémission et de paroxysme que nous avons notés pour les phénomènes douloureux sont également applicables aux vomissements. Les vomissements peuvent être rares ou fréquents, même incoercibles, et s'accompagner de bile, de mucus, assez rarement d'aliments.

Entre les degrés extrêmes, on peut observer tous les intermédiaires. Le vomissement coexiste souvent avec une dilatation de l'estomac, mais cela n'est pas une règle, et Soupault (*Soc. méd. des hôpitaux*) a rapporté dix observations de stase, sans sténose pylorique (*Presse médicale*, 1898). Pour cet auteur la stase de la périgastrite existerait sans dilatation et celle de la sténose pylorique s'accompagnerait d'ectasie. Dans tous ces cas de vomissements avec périgastrite, nous éliminons évidemment ceux où la péritonite est sténosante (pylore et biloculation).

Rokitansky, Bouquet de la Jolinière (thèse Lyon), Dupouy... ont depuis longtemps expliqué le rapport étroit qui existe de cause à effet entre le tiraillement des parois de l'estomac et l'apparition des phénomènes douloureux.

Convers (thèse de Lyon, 1882), Leven (*Gazette médicale*, 1870) montrent que l'estomac se contracte continuellement même au repos et même à jeun et que dans la période de digestion la contraction ne fait que s'accentuer; des insertions fibreuses intimes et serrées, gênant ce péristaltisme stomacal, expliquent aisément la douleur *a vacuo* et le redoublement de ce phénomène au moment de l'ingestion des aliments.

Dans les symphyses installées entre l'estomac, le foie, le diaphragme, les adhérences suspendent l'estomac et le maintiennent en position élevée; il se trouve donc tiraillé par le poids des aliments. Et dans la station debout en particulier l'estomac sollicité en bas par la pesanteur et le poids des aliments lutte contre ses insertions fibreuses et de cet antagonisme naît la douleur. Un estomac immobilisé par une périgastrite intense conserve dans sa partie saine son fonctionnement normal; un estomac dans ces conditions ne se rapproche que de très loin de l'estomac normal, souple dans toute son étendue, nulle part solidement fixé, empruntant à la fixité relative du duodénum d'un côté et de l'œsophage de l'autre ses plus solides attaches.

Dupouy va plus loin, c'est par le tiraillement des viscères (foie, intestin, cholédoque, veine porte) qu'il explique la douleur hépatique, les coliques intestinales, l'ictère, l'ascite, etc. L'englobement du plexus solaire engendrerait des névralgies, etc.

Quant au vomissement sans sténose, les auteurs sont assez obscurs sur ce point. « Nous croyons pouvoir affirmer que l'action des adhérences se traduit soit par une excitation ou surtout une gêne, une inhibition mécanique dont la rétention alimentaire est la conséquence. »

Bouquet de la Jolinière expl que que lorsque le pylore est immobilisé, l'abaissement ordinaire dû à la contraction musculaire de l'estomac, ne se produit pas et le chyme passe difficilement (ob. III, thèse Dupouy).

Comme preuve de cette action mécanique, tous les auteurs admettent ce fait, que la libération des adhérences a été suivie de la diminution et de la disparition de la douleur et du vomissement.

Toute cette théorie est extrêmement brillante et pleine d'images visuelles ; mais il nous semble que l'on a un peu trop oublié l'ulcère.

D'abord, la libération des adhérences n'est pas toujours suivie de guérison, loin de là ; mais le plus souvent d'une amélioration passagère. Ce phénomène ne pourrait-il s'expliquer par la cessation d'un spasme de l'estomac et du pylore par exemple? Nous avons constaté très nettement ce phénomène de spasme pylorique chez trois de nos malades ; nous y reviendrons tout à l'heure. Et de plus, si l'on ne touche pas aux adhérences et que l'on fasse d'emblée une gastro-entéro-anastomose, les douleurs disparaissent immédiatement, et pourtant l'estomac ne revient pas tout de suite sur lui-même et le passage du contenu stomacal par la nouvelle bouche nécessite encore un certain effort musculaire (Chaput a même vu dans un cas semblable, des ondes péristaltiques se produire.

Or, l'on sait combien la laparotomie simple est utile contre ces spasmes (Jaboulay : *Chirurgie des centres nerveux*). Toutes les malaxations du tube digestif peuvent d'ailleurs avoir ce résultat. La gastrostomie fait céder le spasme de l'œsophage ; les interventions sur le duodénum, le spasme du pylore, etc.

Si les adhérences de l'estomac ont une action mécanique si redoutable, dans les interventions actuelles, les chirurgiens n'hésitent pourtant pas à créer à l'estomac des points de fixité, gastrostomie, gastropexie, même gastro-entéro-anastomose. Guelliot n'a même pas hésité dans un cas de périgastrite où il avait libéré déjà les adhérences, à compléter son opération en cherchant de nouvelles adhérences de l'estomac par une gastropexie. Il ne résulte pas de troubles de la motilité de l'estomac après ces différentes interventions.

La douleur de la périgastrite est, avons-nous dit,

continue ou paroxystique, persistant parfois deux et trois heures après le repas, toujours exagérée par l'ingestion alimentaire. On retrouve toutes ces formes de la douleur avec un ulcère ; un malade porteur d'un ulcus avec stase n'a-t-il pas le droit de souffrir constamment ? Sa souffrance n'est-elle pas exagérée par l'ingestion alimentaire ? Quand il y a spasme ne souffre-t-il pas deux ou trois heures après le repas. Les douleurs de la périgastrite s'accentuent dans certaines positions ; celles de l'ulcère aussi. Nous avons recherché chez tous nos malades le signe de l'exagération de la souffrance dans la station debout (Langlais). Sans le nier, nous ne l'avons jamais trouvé et pourtant un de nos malades présentait au niveau de la petite courbure des adhérences telles avec le foie que, par leur rétractilité, elles avaient amené un certain degré de biloculation de l'estomac. Quant au malade de Faure, cité partout, qui souffrait dans la station debout et ressentit une certaine amélioration après la libération d'un certain nombre d'adhérences de la petite courbure ; nous nous permettrons de faire remarquer qu'il ne fut complètement guéri qu'après une deuxième intervention qui fut la résection, c'est-à-dire la guérison de l'ulcère.

Que dire de ces cas où, sous l'influence d'un écart de régime, on voit survenir un peu de fièvre, une poussée douloureuse dans le plastron épigastrique, avec un retentissement plus ou moins grand sur tout le péritoine et enfin une hématémèse, sinon que c'est l'ulcère qui s'agite derrière les adhérences ?

Pourquoi, si l'on est convaincu du rôle mécanique

des adhérences de la périgastrite, les médecins appliquent-ils avec rigueur (alimentation rectale) (Tournier) le traitement de l'ulcère aux cas de périgastrite adhésive. Nous admettrons bien qu'ils arrivent ainsi à diminuer la douleur ; mais l'adhérence restera aussi entière avant qu'après le traitement.

Nous connaissons enfin des cas, Josserand en a communiqué un exemple (*Soc. sciences médicales*, 1902), où il existait une tuméfaction épigastrique et par conséquent des adhérences avec l'estomac, sans aucune douleur et sans aucun trouble de la motricité. Le malade de l'observation XXV ne présentait aucun signe gastrique, malgré de nombreuses adhérences constatées sur la table d'autopsie. La raison en est très simplement que, dans nos deux cas, les ulcères étaient guéris et que la douleur avait disparu avec leur cicatrisation.

Nous admettons très bien l'explication ingénieuse de Bouquet de la Jolinière, pour les vomissements qui surviennent dans les cas de périgastrite avec pylore adhérent et dilatation de l'estomac. Mais pour les cas où il n'y a aucun de ces deux facteurs, on comprend mal comment des adhérences peuvent entraver assez la contraction de la tunique musculaire pour ne pas donner au chyme la force nécessaire pour franchir le pylore.

N'est-il pas plus simple d'admettre, pour expliquer ces vomissements de la périgastrite, qui sont intermittents, bilieux, rarement alimentaires, la présence d'un spasme pylorique intermittent ? D'ailleurs le spasme n'est-il pas une des complications les plus fréquentes de l'hyperchlorhydrie, une des causes de souffrance de l'estomac ulcéreux qui ne peut expulser son contenu que par le vomissement ? Les crises gastralgiques de l'ulcère ne disparaissent-elles pas aussitôt après la gastro-entéro-anastomose ?

Il faut se souvenir, enfin, que dans la périgastrite le chimisme est hyperchlorhydrique (Tournier). Or, von Mering et Hirsch n'ont-ils pas montré que l'intestin avait une influence prépondérante sur l'évacuation de l'estomac ? Si par une fistule intestinale on maintient dans l'intestin de l'acide chlorhydrique, le pylore reste fermé. Les auteurs arrivent à cette conclusion que l'excès d'acide chlorhydrique irrite l'intestin et produit une contraction réflexe du pylore et à mesure que ces irritations s'accumulent l'excitation du sphincter augmente et aboutit au spasme douloureux. D'ailleurs ce spasme n'est pas une simple hypothèse dans la périgastrite. Nous l'avons observé très nettement chez trois de nos malades (obs. I, II, III), où sans sténose anatomique du pylore, il existait la grande triade symptomatologique du syndrome pylorique: dilatation de l'estomac; grands vomissements alimentaires avec stase de deux et trois jours; enfin, des ondes péristaltiques vigoureuses et bien dessinées. Tous ces symptômes ne peuvent s'expliquer que par la présence d'un spasme pylorique.

Il faut songer, enfin, que tous ces malades atteints d'affection chronique de l'estomac sont des névropathes consommés et que chez eux la présence d'un ulcère et de l'hyperchlorhydrie est amplement suffisante pour expliquer le vomissement, sans invoquer les tiraillements continuels de la musculaire gastrique.

En résumé, si dans quelques cas qui existent et que nous sommes loin de nier sous peine de commettre une grosse erreur, les adhérences ont sur la douleur et le vomissement le rôle mécanique qu'on leur a attribué dans la périgastrite, ces cas ne sont pas la majorité; derrière les adhérences il y a l'ulcère, et si les malades souffrent et vomissent, c'est à cause de l'ulcère. Le vrai rôle mécanique des adhérences est saisissant. C'est celui de s'opposer de toutes leurs forces, d'écarter le danger de la perforation, de cloisonner le péritoine.

Et si nous avons pu dire en terminant notre anatomie pathologique que, dans la pluralité des cas, l'état anatomique des adhérences indique l'état anatomique de l'ulcère, nous pouvons dire aussi que, dans la plupart des cas, les symptômes fonctionnels de la périgastrite sont le miroir de l'activité de l'ulcère.

# CHAPITRE III

—

## Les indications opératoires.

D'après tout ce que nous avons dit, l'évolution de la périgastrite participe largement de celle de l'ulcère. Quelle conduite faut-il donc tenir devant un malade atteint de périgastrite ? La réponse serait aisée si nous avions un moyen de connaître l'état anatomique de l'ulcère causal. Est-il latent, en imminence nouvelle d'éclosion, ou définitivement guéri ? A côté de celui-ci n'en existe-t-il pas un second ? Ce guide précieux du traitement n'existe pas malheureusement, et l'on est obligé, pour formuler une ligne de conduite, de se rabattre sur des signes bien moins fidèles. A un certain moment, on avait donné au chimisme gastrique une grande place comme élément du diagnostic de l'activité de l'ulcère. Mais l'expérience a démontré qu'il n'en était rien ; d'un moment à l'autre, sans lésions appréciables, les variations du chimisme déroutent l'observateur. On peut en dire autant de l'hématologie dont les ressources diagnostiques se trouvent presque constamment en défaut dans la pratique.

Par ordre de gravité, on peut diviser les périgastrites en trois classes.

La périgastrite à petits accidents dans laquelle les douleurs sont faibles et le malade peut se nourrir : il vomit peu ou pas, peut continuer à vaquer à ses occupations, la santé générale n'est pas atteinte. C'est une infirmité plutôt qu'une maladie.

La périgastrite à accidents moyens où le sujet souffre constamment ; la souffrance est plus vive, les vomissements plus fréquents, souvent alimentaires ; le malade rationne son alimentation, dépérit. De temps en temps, quelques poussées fébriles avec paroxysmes douloureux apparaissent au niveau de l'induration. La neurasthénie et l'hypocondrie s'emparent du malade. Cet état de dénutrition, de consomption peut mettre la vie en danger.

La périgastrite à accidents graves, où les douleurs sont incessantes, les vomissements variables jusqu'à l'incoercibilité. L'amaigrissement, la cachexie en imposent pour un néoplasme. On peut obser... ... 'es compressions de la veine porte, voies biliaires, etc. Ce sont ces cas qui répondent anatomiquement, aux symphyses totales de l'estomac ; ou à ces cas signalés par Bouveret et Jaboulay où l'ulcère a mangé toutes les parois, et où son fond se trouve formé par le foie, le pancréas, etc.

Aux cas bénins seraient réservé le traitement médical (Cabanne), aux autres le traitement chirurgical. Ce sont là des indications un peu obscures.

Nous l'avons dit, il est des cas, et c'est même la règle, où des adhérences constituées autour d'un ulcère par la défense péritonéale subissent au bout d'un certain temps, après la cicatrisation de la lésion causale, une régression notable et compatible avec la restauration des fonctions et même une disparition complète (Terrier, *Société chirurgie*, 1894). Mais si par une diététique minutieuse et par une expectation bien raisonnée, le médecin peut arriver à favoriser la disparition d'une périgastrite légère, qu'il surprend au commencement de sa formation, il ne faut pas trop attendre du traitement médical. Les observations de Hainebach (*Deutsch. med. Woch.*, 1897) en sont une preuve. Il ne faut pas persister dans ce traitement si les résultats ne se font pas rapidement sentir. Il faut passer franchement comme dans l'appendicite à l'expectative armée et à l'intervention. Le régime affaiblit rapidement le patient, l'épuise et lui fait courir les risques d'une tuberculisation secondaire (Hayem).

Nous devons dire d'ailleurs, et c'est là un point important admis par la plupart des auteurs (Vautrin, Langlais, etc.), que la cicatrisation d'un ulcère adhésif est beaucoup plus lente, plus difficile que celle de l'ulcère simple, et qu'elle est très rebelle à l'action du régime et des médicaments.

Cela tient-il à la nature de l'ulcère lui-même, ou bien aux adhérences ? On n'en sait rien.

L'indication chirurgicale est indiscutable dans les cas rares, dont nous avons parlé, où les adhérences ont un rôle vraiment mécanique. Tels les cas de Langerhans (1888), A. Peerherr (1895), où une bride tendiniforme, partant près du cardia, allait jusqu'au pylore en divisant l'estomac en deux poches, à la façon d'une bride qui fait occlusion sur l'intestin. Tels les cas de Hayem de torsion de l'estomac. Tel le cas de Boinet (estomac tiraillé simulant un kyste de l'ovaire). Mais le diagnostic de ces cas est impossible avant la laparotomie.

Pour la majorité des faits, il faut se baser sur un ensemble de signes, pour conseiller l'opération. On peut considérer deux cas. Il y a ou il n'y a pas d'induration épigastrique.

Dans le premier, la douleur peut être à elle seule une indication, quand elle est constante, exagérée par le moindre aliment, survenant *a vacuo*, sans soulagement appréciable par le régime et les médicaments, d'une longue durée. Il faut d'ailleurs se souvenir que ces douleurs peuvent fort bien être mises sur le compte de l'ulcère, et l'on sait avec quelle rapidité ces crises gastralgiques disparaissent par la gastro-entéro-anastomose. De même pour les vomissements, quand ils sont, par leur fréquence ou leur abondance, une cause de dénutrition grave. Les efforts de vomissement sont d'ailleurs funestes à la cicatrisation d'un ulcère. L'étroite zone cicatricielle qui tend à se former dans l'état de repos de l'organe se distend lors de l'ingestion des aliments, se déchire pendant les efforts de vomissement, et on a peine à concevoir comment certains ulcères peuvent se cicatriser complètement, malgré ces alternatives de vacuité et de distension.

Les vomissements disparaissent aussi par la gastro-entéro-anastomose.

Parfois ne sont-ils pas dus à un spasme (obs. I, II, III).

La dilatation quand elle existe dans la périgastrite est certainement une indication opératoire. Mais nous ne sommes pas de l'avis de M. Mouisset qui conseille d'attendre cette dilatation pour intervenir. On risquerait fort d'attendre longtemps ; puisque dans nombre de cas, cette dilatation manque (Soupault) ; l'estomac, trop entouré d'adhérences, ne peut se distendre.

La longue durée de l'affection (nous avons dans nos observations deux malades qui souffraient depuis dix-huit ans, et qui s'étaient mis l'un treize fois et l'autre vingt-deux fois au régime lacté), la répétition des accidents fébriles et douloureux, l'apparition des signes de dénutrition et d'affaiblissement, la cachexie, doivent être interprétés comme des signes pressants de l'intervention chirurgicale.

Lorsque le malade est porteur d'un plastron épigastrique, le cas est plus simple. Et l'on peut dire très hardiment que l'on doit être largement interventionniste. Le plastron épigastrique n'est, en effet, que l'expression d'un ulcère en évolution, caché sous des adhérences. Or, il est indiscutable que, si l'ulcère de l'estomac possédait sur ce viscère un siège anatomique précis et abordable comme l'appendice par exemple, les interventions pour ulcère se multiplieraient autant que les appendicectomies. Les adhérences sont les flèches indicatrices d'un ulcère et d'un ulcère en évolution. Il ne faut donc pas hésiter à intervenir lorsqu'on se trouve en présence d'une plaque épigastrique indurée et douloureuse, sujette à de petites poussées fébriles ; davantage encore, s'il existe des signes d'ulcère : hématémèse, etc.

On peut cependant se trouver en présence de cas où l'ulcère s'étant cicatrisé depuis peu, le plastron existe encore. Mais dans ces cas très rares, l'induration n'est pas douloureuse et elle est en voie de régression.

On doit se souvenir, comme d'un argument interventionniste, que dans le plastron on retrouve fréquemment une certaine quantité de pus, de petits abcès localisés (Fenwich, *The Lancet*, 1885) qui sont l'amorce d'abcès plus considérables, et la menace d'accidents beaucoup plus graves.

Il existe aussi des fistulettes au milieu de ces masses indurées (Terrier) qui font communiquer le plastron avec la cavité gastrique. Nous connaissons trois cas (observations XII, XIII et XIV) où la perforation de l'estomac s'est accomplie par l'intermédiaire de la périgastrite, celle-ci n'ayant été que le premier temps de la perforation.

Il ne faut donc pas temporiser, les adhérences épigastriques ne donnent qu'une sécurité trompeuse contre la perforation. L'ulcère est en activité, ne franchira-t-il pas la faible barrière des adhérences qui lui est opposée. On n'en sait rien.

On peut retenir aussi ce fait en faveur de l'intervention, que le diagnostic de la nature de la périgastrite n'est pas toujours commode. Chaput cite trois observations où après l'intervention, on ne savait pas si l'on avait affaire à un ulcère ou à un cancer.

Terrier en rapporte aussi un cas, Lange-Richelot :
« L'anatomo-pathologiste peut avoir de grandes diffi-
cultés pour s'assurer par des coupes serrées de la parfaite bénignité de l'affection. » Ce qui renseigne, c'est
l'évolution ultérieure de la maladie, qui se termine par
une guérison post-opératoire complète dans le cas de
périgastrite. Il faut faire bénéficier le malade du doute.

Dans cet ordre d'idées, Mauclair (*Société de chirurgie*, 1899) et Chaput (*Société de chirurgie*, 1898)
n'ont-ils pas vu des tumeurs considérées après l'intervention comme un néoplasme disparaître ensuite
par une simple gastro-entéro-anastomose?

S'il est vrai enfin que l'ulcère simple de l'estomac
se transforme en cancer (Œttinger, *Semaine médicale*, 1903), est-ce que ce ne sont pas de préférence les
vieux ulcères chroniques qui dégénèrent, c'est-à-dire
ceux qui font naître le plus communément des
adhérences, et n'est-on pas tenté d'être encore plus
interventionniste?

Nous discuterons, à propos du traitement, ce que
l'on doit faire contre les complications de la périgastrite, l'abcès, la fistule, la perforation.

Une question se pose à nous maintenant. Quel
moment faut-il choisir pour opérer un malade atteint
de périgastrite adhésive? Faut-il le faire en pleine
crise, ou au contraire attendre? Il nous semble que
la ligne de conduite à suivre ici est la même que
celle qui se pose à propos de l'appendicite. Opérer
tout de suite si le cas est jugé pressant, mais dans la
majorité des cas attendre que la poussée inflammatoire soit apaisée et opérer à froid.

En résumé ne pas s'attarder au traitement médical ; dès qu'il a été essayé sans résultat, se poser rapidement la question d'une intervention chirurgicale. Tirer les indications opératoires de l'étude de la douleur, du vomissement, de l'état général du malade, mais surtout de l'état du plastron épigastrique. Il faut traiter les malades bien plus pour leur ulcère que pour leurs adhérences.

# CHAPITRE IV

—

## Les traitements.

### I. — LE TRAITEMENT MÉDICAL

Aux troubles de la périgastrite, on a opposé le traitement médical. A peu de chose près et à part l'insufflation de l'estomac, il est le même que celui de l'ulcère.

Le régime alimentaire, c'est-à-dire le repos de l'estomac, y tient une place prépondérante. Les œufs, le lait, la viande crue font la base de ce régime, avec la fragmentation des repas. L'alimentation rectale (Tournier) met l'estomac au repos plus complet encore et il est rare que l'on n'observe pas quelque sédation de la douleur par l'application de cette méthode.

On associe au régime l'action de plusieurs médicaments. Les iodures de potassium, de sodium en raison de leurs vertus résolutives.

La noix vomique pour stimuler le système moteur.

Le bicarbonate de soude et tous les alcalins, si vantés et si utiles dans le traitement de l'ulcère.

Comme dans l'appendicite on s'est adressé dans la périgastrite, dans les cas légers et légèrement fébriles, à la vessie de glace ; aux révulsifs comme la teinture d'iode, les pointes de feu et le vésicatoire.

Enfin aux drogues immobilisantes, comme le collodion ; on a essayé ainsi de columniser l'estomac.

On a appliqué les méthodes de gymnastique gynécologique, de massage utérin, au traitement de la périgastrite. L'insufflation méthodique et régulière de l'estomac a été préconisée pour assouplir et finalement rompre et faire disparaître les adhérences de cet organe (Schwartz). Marion dans sa thèse indique ce traitement avec une certaine complaisance.

Si dans quelques cas l'insufflation stomacale pratiquée prudemment avec la bouche, par petits coups, en s'arrêtant au moindre signe de douleur, peut être utile dans un diagnostic épineux, dans la plupart des cas, son utilité ne nous paraît pas compenser les dangers auxquels elle expose. Mais il y a loin d'accepter l'insufflation prudente comme moyen de diagnostic, à l'ériger en méthode de traitement des adhérences ; et sur ce point nous la condamnons complètement comme étant très dangereuse. Nous pouvons rapporter à l'appui de cette opinion le fait suivant.

Une jeune fille entre dans le service de M. Bouveret avec des signes d'ulcère gastrique et aussi d'adhérences de cet organe. Pour se rendre compte de l'état des lésions on propose à la malade une insufflation de l'estomac. Elle refuse et sort du service. Trois jours après elle rentre dans la clinique de M. le professeur Jaboulay avec une perforation de l'estomac, qu'une insufflation n'aurait pu que provoquer.

Que donne le traitement médical dans la périgastrite ?

Il s'adresse aux cas simples. Comme dans l'appendicite il peut suffire pour favoriser la disparition d'un plastron léger et encore incomplètement constitué, favoriser la résorption d'exsudats en voie de régression, mettre surtout l'ulcère au repos. Mais il ne faut pas trop espérer de ses seules ressources et devant un cas de périgastrite confirmée il est impuissant. Le véritable rôle du traitement médical, c'est d'être un adjuvant du traitement chirurgical en combattant, avant, pendant et après l'intervention, l'hyperchlorhydrie, le spasme et la dyspepsie qui accompagnent le plus souvent la périgastrite.

### La laparotomie simple.

La mise à l'air des adhérences et celle de l'ulcère (Tonking, *Lancet*, 1903) a donné parfois des résultats satisfaisants. En tout cas la laparotomie exploratrice ne peut avoir sur le processus adhésif de la périgastrite qu'une action favorable (obs. de Gauthier, de Parker, etc.). Westphal (*Centrabl. f. Gynæk.*, 1897) : « Nous ne savons rien sur l'action mystérieuse de la laparotomie sur le péritoine. » Comment agit-elle ? S'il fallait tenter une explication, nous nous rattacherions à celle de notre maître (Jaboulay: *Chirurgie des centres nerveux*). La laparotomie est le meilleur antispasmodique de l'abdomen. Pour un temps, dans la périgastrite, elle agirait sur l'élément spasmodique qui s'associe à cette affection. Qui ne connaît par exemple les améliorations produites dans la déglutition par le premier temps de la gastrostomie dans le cancer de l'œsophage ?

Par le simple cathétérisme du canal notre maître a pu lutter contre les troubles de canalisation d'un cancer du pylore. D'ailleurs depuis les travaux de von Mering, Kelling, Pawlow, nous savons que la motricité du tube digestif est un système uni, que ces segments sont liés étroitement les uns avec les autres dans leur action motrice. Peter (*Gaz. hôp.*, 1888) a signalé il y a longtemps dans ses leçons de la Charité, ce fait que la gastrite chronique provoque des spasmes de l'œsophage.

### La libération des adhérences.

La libération d'une adhérence peut être quelque chose de très simple si, comme dans le cas de Langerhans (1888), il s'agit de sectionner une bride qui sépare l'estomac en deux parties. Simple encore, si elle se borne à la section de plusieurs adhérences, solides et bien constituées, vestiges d'une très ancienne péritonite.

Mais ces cas sont rares, et le plus souvent, nous le savons, les adhérences sont multiples, étendues en surface, mettant en symphyse les différents viscères voisins. Et si dans quelques cas la libération étendue d'un organe peut être aisée et rapide il n'en est pas toujours ainsi. Il est des exsudats péri-stomacaux, tellement épais, durs, scléreux que le bistouri a peine à les entamer; ils forment une masse tellement compacte autour des vaisseaux, des nerfs, des organes, qu'en les coupant on est exposé à des hémorragies sérieuses, d'une hémostase difficile ; à produire des brèches dans les voies biliaires, le pancréas, l'intestin et surtout l'estomac (Mayo Robson, Lauenstein, Jaboulay, Quénu).

A la rigueur, dans l'espace sous-hépatique et vers la petite courbure, en s'aidant de patience et d'une certaine prudence, la section des adhérences peut s'exécuter en se tenant à une certaine distance de la cavité gastrique. Mais il n'en est plus de même quand il y a symphyse postérieure.

Il faut toujours rechercher ces adhérences avec le pancréas, on peut les déceler par l'exploration avec le doigt de l'hiatus de Winslow, et dans le cas où il existe un doute en promenant le doigt sur la face postérieure de l'estomac.

Pour cette exploration, on peut passer par-dessus l'estomac en effondrant le petit épiploon. C'est une voie dangereuse car c'est juste à ce niveau que les adhérences sont le plus fréquentes et les organes à éviter les plus nombreux.

Il vaut mieux attirer en haut l'épiploon et le côlon transverse, rendre accessible le mésocôlon, l'effondrer dans un point avasculaire, bref se comporter comme pour exécuter une gastro-entérostomie postérieure.

On peut ainsi rendre tangible la face postérieure de l'estomac et avec le doigt rechercher l'importance, le nombre et la valeur des adhérences. Cette recherche ne sera pas d'ailleurs inutile, car ce sera un acheminement et le temps tout fait d'une opération que la périgastrite nécessite fréquemment.

Devant ces constatations les chirurgiens se sont comportés différemment. Vautrin rapporte un cas de périgastrite dans lequel il put à l'aide du doigt, sans peine et sans perte de sang notable, effondrer et séparer les adhérences qui symphysaient la paroi postérieure de l'estomac. Les adhérences ne sont pas toujours aussi molles et aussi friables ; plus dures et plus compactes, leur séparation est entourée d'un grand péril. Lane dans un cas fit une opération libératrice de plus de deux heures, son malade succomba le deuxième jour. Ce malade était d'ailleurs assez cachectique et avait déjà subi une première intervention pour périgastrite antérieure, la postérieure avait passé inaperçue.

Le décollement de ces adhérences est très pénible et ainsi que le fait remarquer Rémon avec observation à l'appui, c'est la rupture de ces adhérences qui expose le plus aux perforations et aux hémorragies.

Il existe enfin des adhérences si étendues, si résistantes et si compliquées, que leur libération demande plusieurs heures au milieu des risques et périls de toute sorte, pour un résultat d'ailleurs toujours très imparfait.

Vautrin cite Lange qui mit quatre heures pour traiter une symphyse partielle ; Lauenstein qui dut intervenir deux fois, n'ayant pu terminer son décollement en une fois ; Lane qui dut pratiquer deux laparatomies, une seule séance n'ayant pas suffi pour toutes les adhérences.

Le danger du décollement des adhérences a été bien exposé par Jonnesco (*Gaz. hôp.*, 1891). Il divise les adhérences pancréatiques en trois classes :

Celles que l'on peut détruire sans intéresser la glande, qui peuvent être très vasculaires. Celles que l'on ne peut libérer sans blesser le tissu glandulaire qui exposent à la blessure du pancréas (péritonite), à l'hémorragie interstitielle souvent difficile à arrêter, à la blessure de la veine cave, de la veine colique. Enfin les adhérences qui ne peuvent s'enlever qu'en extirpant une partie du pancréas et qui sont d'une extrême gravité.

Les adhérences intestinales amènent à blesser le mésocôlon et exposent aux gangrènes de l'intestin (Rydgier, Billroth, etc.) et si on peut intéresser le mésocôlon à sa racine, quant on est obligé d'intervenir tout près du côlon, il vaut mieux s'abstenir.

Les adhérences hépatiques ont amené Kocher et Billroth à réséquer un fragment du foie, et les deux cas se sont terminés par des hémorragies mortelles.

Cette libération d'adhérences, dangereuse et difficile, est le plus souvent inefficace, les récidives sont très fréquentes.

Dans la statistique de M. le professeur Jaboulay, sur 6 libérations, 1 amélioration, 5 récidives qui nécessitent 2 fois une nouvelle libération, 2 fois la gastro-entérostomie, et une fois les adhérences s'étaient tellement multipliées qu'il fut impossible de rien faire dans une deuxième intervention. Sur 30 cas, Vautrin signale 8 guérisons, 4 récidives traitées par une deuxième laparotomie, les autres cas sont catalogués amélioration ; ces cas n'ont le plus souvent pas été suivis et cette amélioration masque souvent une réapparition des adhérences.

La fréquence de ces récidives a préoccupé tous les chirurgiens ; ils se sont ingéniés à tourner cet obstacle.

Une fois libérés, on a tenté de façons diverses de maintenir les organes séparés loin les uns des autres. On a enduit de vaseline iodoformée les surfaces cruentées (Guelliot) ; on a isolé les organes par des drains et des compresses. Il nous semble que par l'emploi des compresses on va dans le cas particulier juste à l'encontre de ce que l'on cherche. Car c'est un des grands principes de la chirurgie abdominale, rien ne favorise mieux les adhérences que les compresses.

Kelsteborn a pensé se prémunir contre l'hémorragie et la réapparition des adhérences par l'application des pointes de feu sur les surfaces cruentées.

Condamin et Riedel émirent le principe de la péritonisation des surfaces cruentées, par une collerette séreuse. Eiselberg a exposé les inconvénients de ce procédé qui peut convenir si la surface est petite, mais qui est inapplicable quand la région à recouvrir est de quelque étendue ou qu'elle siège à la petite courbure, à la région pancréatique par exemple.

Hartmann a pratiqué dans un cas, la gastroplication avec enfouissement de la surface libérée. Cette méthode peut encore convenir à certains cas. Mais ce travail d'enfouissement est long, difficile, souvent ne tient pas, et ne s'applique aussi qu'à de petites surfaces.

Mayo Robson a conseillé d'interposer l'épiploon entre la paroi abdominale, le foie et la région pylorique de manière à ce que si les adhérences se reproduisent, elles se forment entre le pylore et une partie mobile comme l'épiploon et non entre l'estomac et une surface cruentée.

Dans cet ordre d'idées contre les adhérences postérieures, quand on les a libérées comme dans le cas de Vautrin, on pourrait, pour éviter une récidive, interposer le grand épiploon entre les surfaces cruentées. Doyen l'a fait pour éviter les coudures brusques observées au niveau de la bouche anatomique de la gastro-entérostomie par le côlon et l'épiploon. Il se débarrasse de l'épiploon en le rejetant dans l'arrière-cavité, au contact de la face postérieure de l'estomac et du pancréas et fixant le côlon transverse à la grande courbure. On obtient ce résultat en perforant avec le doigt l'épiploon gastro-colique au niveau de la ligne médiane ; introduisant par cet orifice dans l'arrière-cavité des épiploons, le grand épiploon que l'on maintient dans cette situation par quelques points de suture.

On a essayé enfin de séparer les organes par des

pexies diverses. L'hépatopexie, la colopexie, la gastropexie (Guelliot). Ces opérations ont été suivies
généralement de bons résultats. Les chirurgiens ont
cependant peu suivi cette voie. Ces opérations,
comme l'hépatopexie, sont généralement des opérations complexes qui ajoutent encore à la difficulté et
à la gravité de la libération.

Il y a aussi une certaine contradiction àlutter contre
la gêne mécanique qu'apportent certaines adhérences
par d'autres adhérences qui devront comme dans la
gastropexie par exemple être nombreuses et serrées
pour maintenir la petite courbure à la paroi.

Au point de vue général, la libération est une
opération absolument illogique. Les adhérences sont
une barrière de protection, contre l'envahissement
de l'ulcère, contre la perforation et la rupture de
l'estomac. Il est irrationnel de séparer l'ulcère de sa
barrière de défense et d'exposer ainsi le malade aux
pires accidents. Cela est si vrai qu'au cours de
libération de plastrons épigastriques par exemple,
on tombe souvent (Terrier, Villard) sur des fistulettes
qui communiquent avec la cavité gastrique.

De l'avis même des partisans de la libération, après
la libération, quand l'ulcère n'est pas guéri, les
adhérences se reforment. Or, quel est le chirurgien
qui par l'aspect seul de la configuration extérieure de
l'estomac peut dire s'il existe un ulcère sous-jacent
et surtout quel est son état anatomique ? Même après
l'ouverture de l'estomac, il est difficile souvent
d'être affirmatif.

Nous ne sommes donc pas de l'avis de Langlais —

séparatiste à outrance. Évidemment la libération peut s'appliquer à quelques cas rares, comme celui de la bride occlusive de Langerhans. Mais dans la majorité des faits c'est une opération dangereuse, inutile, illogique et parfois nuisible (cas de Jaboulay, où après une première intervention les adhérences s'étaient reformées avec une telle vigueur, que l'on dut se borner à refermer le ventre).

### La gastro-entérostomie.

Les résultats de la gastro-entérostomie ont fait dans ces dernières années l'objet d'un grand nombre de travaux. Nous empruntons largement aux travaux de Terrier et Hartmann, de Hartmann et Soupault, à la thèse de Lévy, à celle de notre ami Pinatelle (Lyon 1902). Quelles modifications peut apporter la gastro-entérostomie à un estomac atteint de périgastrite ?

*Capacité de l'estomac.* — Il est admis d'une façon générale qu'après la gastro-entérostomie, l'estomac dilaté revient petit à petit sur lui-même, suivant l'état anatomique de sa musculature et à la condition que le nouveau pylore fonctionne bien.

Il nous faut remarquer que dans le cas de périgastrite adhésive, souvent l'estomac n'est pas dilaté et par conséquent ne bénéficiera pas de cet avantage ; dans le cas où il est dilaté par suite du rôle mécanique d'une adhérence (diverticule de Zahn), l'opération nouvelle, ne réduisant pas la bride, ne réduira pas la dilatation.

*Continence de la bouche.* — Le nouveau pylore, malgré quelques exceptions, est continent, c'est là une règle (Danin, Mentz, Carle Fantino). Dans la plupart des autopsies, on a pu constater après dix ans même la perméabilité de la bouche gastro-intestinale. On a vu cependant la rétraction de cet orifice se produire. C'est là un brandon de discorde entre suturistes et boutonnistes qui incriminent l'un la suture et l'autre le bouton. Kelling (*Archiv f. Verdauung Krankheiten*, 1900) attribue l'oblitération spontanée de la nouvelle bouche, purement et simplement au fonctionnement ultérieur du pylore. C'est d'ailleurs là une loi de pathologie générale. Une fistule se ferme quand son conduit naturel reprend un calibre suffisant. Dans le cas de périgastrite adhésive qui ne s'accompagne pas de sténose, cette considération est à envisager et l'on doit savoir que si dans ce cas on pratique une gastro-entérostomie, le nouveau pylore pourra n'être que temporaire et la circulation stomacale reprendre la voie du pylore normal. Delore et Leriche (*Revue de chirurgie*, 1904) ont donné une observation intéressante de cet accident.

*Motricité.* — La conception de la gastro-entérostomie transformant l'estomac en un entonnoir déversant son contenu dans l'intestin, a dû être abandonnée. Non seulement les aliments séjournent dans l'estomac après cette opération, mais encore il persiste régulièrement pendant longtemps de la stase. Néanmoins (Rémon, Leroy) la motricité de l'estomac est soulagée par la gastro et, quoique Chaput ait vu des ondes

péristaltiques se produire malgré un nouveau pylore
fonctionnant bien, d'une façon générale, l'effort
nécessaire au passage du chyme dans l'intestin sera
plus faible par le nouvel orifice que par le pylore
normal. C'est là un résultat précieux pour un estomac
atteint de périgastrite.

*Chimisme stomacal.* — Nous ne nous attarderons
pas au fait de savoir comment le taux de l'acidité
baisse dans l'estomac après la gastro-entérostomie ;
si cela est dû à l'influence de la bile, qui se mélange
au suc gastrique ou au fait de la disparition de l'excitation permanente de la muqueuse gastrique par les
liquides de rétention. Nous retiendrons seulement le
fait, qui est heureux pour un estomac atteint de périgastrite suite d'ulcère.

Nous avons vu que les douleurs de la périgastrite
et de l'ulcère se confondaient souvent l'une avec
l'autre et que souvent elles n'étaient que la même
chose (chap. III). La gastro-entérostomie est souve-
raine contre les spasmes douloureux de l'ulcère et
dans les quatre cas de périgastrite que nous avons
observés les douleurs ont cédé immédiatement après
l'opération. Ce n'est pas cependant toujours exact et
Chauvel (th. Paris, 1898) a réuni plusieurs cas d'ulcère avec adhérences que la gastro-entérostomie
soulagea peu ou pas.

La création du nouvel orifice est utile contre les
vomissements, mais il faut se souvenir que si cet avantage peut être précieux dans quelques cas, toutes les
périgastrites ne s'accompagnent pas de vomissements.

On a utilisé la plupart des procédés de gastro-entérostomie dans la périgastrite. Chaque auteur vante
ses résultats. Il nous semble que dans la périgastrite
on n'a pas toujours le choix. Pratiquement et théori-
quement, il est admis en France que la variété postérieure est le procédé de choix. Mais il peut arriver
que les adhérences postérieures ne permettent pas
d'aborder cette face. L'arrière-cavité des épiploons,
entièrement disparue est comblée par des adhérences
dures et serrées, et ne laisse pas suffisamment de jeu à
l'estomac pour être attiré en haut et ménager la place
d'une anastomose. Il ne faut d'ailleurs tirer sur ces
adhérences postérieures, qu'avec une extrême prudence en songeant aux dangers que peut amener
leur rupture (hémorragie et rupture de l'estomac,
cas malheureux de Terrier et Soulignac qui trou-
vèrent après leur intervention, l'un l'estomac plein
de sang et l'autre une perforation postérieure récente). Dans ces cas où les adhérences sont par trop
résistantes, il nous semble qu'il ne faut pas trop
insister et pratiquer une gastro-entérostomie antérieure.

C'est d'ailleurs là le procédé habituel aux Anglais
qui, beaucoup plus interventionnistes que nous dans
les ulcères de l'estomac, pratiquent couramment l'exploration intra-stomacale (Manselle-Moulin, *Lancet*,
1904) et placent l'orifice de la gastro dans leur ligne
d'exploration.

Faut-il pratiquer le procédé en Y ? Kelling ne le
conseille pas dans l'ulcère de l'estomac, afin de favoriser l'alcalinisation du suc hyperacide par la bile.

Pour nous, nous restons partisan du von Hacker au bouton anastomotique de M. le professeur Jaboulay que nous avons vu réussir d'une façon complètement satisfaisante entre les mains de notre maître (Gayet, *Revue de chirurgie*, 1904).

Dans les cas de périgastrite, il faut tenir compte pour placer le nouvel orifice, des déformations que l'estomac a pu subir. Biloculation, forme de V, de T, etc., et placer toujours l'anastomose au point le plus déclive ; si possible, dans les cas de biloculation, sur la poche proximale quand la poche distale sera négligeable.

Dans les 10 cas de gastro-entérostomie pratiquée pour périgastrite, nous trouvons dans notre statistique 3 résultats immédiats excellents, 6 résultats à distance d'un an au moins excellents, 1 mort par hémorragie pancréatique deux mois après l'intervention, 1 mort la malade étant très cachectique.

Ce sont là de bons résultats; la gastro-entérostomie est donc dans la périgastrite une opération satisfaisante. On peut lui faire certaines critiques.

D'abord : de ne traiter l'ulcère cause des adhérences, que d'une façon toute palliative, puisque l'ulcère peut non seulement persister, mais s'appliquer ironiquement sur le nouvel orifice (Kachouic : *Lienicki Kroalisch*, 1903); de parer d'une façon insuffisante aux accidents de la périgastrite et de l'ulcère, puisque même après une gastro-entérostomie on a vu des malades mourir de perforation stomacale et d'hémorragies (thèse Chauvel); d'exposer au cours de l'intervention à des ruptures brusques de l'estomac et des hémorragies graves par décollement des adhérences ; de n'être pas toujours une opération définitive, puisque la nouvelle bouche peut se refermer, le pylore étant libre (Kelling et Declere).

A son avantage on peut dire que, si elle ne guérit ni la périgastrite ni l'ulcère, en faisant disparaître la stase, en diminuant l'hyperacidité, en mettant l'estomac au repos, et en calmant généralement les douleurs, la gastro-entérostomie soulage le malade et le met dans des conditions favorables de cicatrisation et de guérison. Elle peut s'appliquer enfin presque à tous les cas.

### De la résection de l'ulcère.

Nous ne nous arrêterons pas aux procédés de cautérisation, de frottage, de grattage de l'ulcère, qui ont été peu employés et n'ont donné que des résultats médiocres. Le seul traitement de la périgastrite suite d'ulcère de l'estomac est la résection de l'ulcère ; supprimons la cause, nous supprimerons l'effet.

Cette ligne de conduite est la seule logique quand on songe que malgré la libération des viscères, même la plus complète et la plus étendue, la coalescence récidivera fatalement si l'ulcère n'est pas guéri. Et nous savons quelle difficulté il y a pour le chirurgien à savoir si un ulcère est encore oui ou non en activité.

L'exérèse seule met complètement à l'abri le malade des accidents de cet ulcère, l'hémorragie et la perforation de l'estomac. Or il ne faut pas oublier, nous l'avons déjà répété, que le plastron épigastrique n'est souvent que le premier temps d'une perforation gastrique, témoin les deux cas de Villard. Il vaut mieux aller au devant de cette terrible éventualité, prendre le taureau par les cornes, réséquer l'ulcère.

Il est d'ailleurs bien délicat de ne se fier qu'aux symptômes fonctionnels d'un ulcère pour affirmer sa cicatrisation. La rechute ou le premier symptôme sont parfois d'emblée une hémorragie ou une perfo-ration mortelle. Greenough et Joslin (*The Lancet*, 1903), Tinker (*The Lancet*, 1903) estiment à 4 p. 100 le nombre de ces cas dans la mortalité globale de l'ulcère.

Nous rapporterons brièvement, dans cet ordre d'idées, l'histoire d'un malade que nous avons observé qui avec un passé gastrique très ancien jouissait depuis dix ans d'une santé et d'une digestion parfaite et qui brusquement, et alors qu'il avait pris son repas habituel, fut pris des symptômes de perfora-tion de l'estomac. Il fut opéré *in extremis* et sur la table d'autopsie on trouva un ulcère ancien au niveau de la petite courbure, avec de fortes adhérences tout autour, qui complétaient en quelque sorte la paroi de l'estomac à son niveau. Ces adhérences avaient cédé et la rupture s'était faite. Il n'y avait pas d'autre lésion de l'estomac, ni de lésion des autres organes. Et dans ce cas une intervention antérieure aurait été vitale pour le malade.

Si l'ulcère dégénère en cancer il est bien probable que ce sont ces vieux ulcères chroniques et adhérents.

Pinatelle cite un cas où la dégénérescence apparut deux ans après une gastro-entérostomie. Il semble que l'on peut bien aussi interpréter comme un ulcère dégénéré le malade auquel Delore (*Revue de chirurgie*), à onze ans d'intervalle, pratiqua une libération simple d'adhérences, puis une gastro-entérostomie, et enfin une gastrectomie pour un cancer diagnostiqué histologiquement. La résection de l'ulcère seule met à l'abri de cette redoutable complication. Les plus habiles s'y trompent, même avec les pièces sous les yeux pour affirmer parfois un cancer ou un ulcère et les anatomo-pathologistes eux-mêmes se trouvent parfois embarrassés (cas de Terrier).

Certains auteurs considèrent, même en théorie, que la gastro-entérostomie est bien supérieure à la résection de l'ulcère. L'excision traite l'ulcère comme une maladie locale : nous ne savons pas si elle n'est pas en relation avec un état fonctionnel général de l'estomac. Après excision d'un ulcère, un second ulcère peut être méconnu et la maladie continuer à évoluer (Tricomi). La résection de l'ulcère n'agit pas sur l'hyperchlorhydrie.

On peut répondre à ceux qui reprochent à l'excision de n'agir que localement sur l'ulcère, que nous avons en vue, en réséquant cet ulcère, d'agir seulement sur les adhérences dont il a été la source, qui causent des accidents dont il est seul et localement responsable.

Nous n'admettons pas non plus l'argumentation qui consiste à s'abstenir de réséquer un ulcère de peur qu'il en échappe un second. Quand on est menacé de l'incendie et de l'inondation, personne n'hésite, si c'est en son pouvoir, à se protéger de l'un ou de l'autre, quitte à périr par celui des fléaux qu'on n'a pu conjurer.

Si dans quelques cas, par suite des adhérences et de la friabilité des tissus, la résection peut être une opération délicate, il n'en est pas toujours ainsi. Et Mansell Moulin (*Lancet*, 1903) compare sa difficulté à celle d'une appendicectomie ordinaire. Il faut avoir soin, au cours de la résection, de dépasser l'ulcère, et de ne rapprocher que des tissus parfaitement sains. L'on doit faire trois plans soignés de suture, adosser bien exactement les muqueuses et enfouir le tout sous une suture séro-séreuse irréprochable .

A côté de la résection, Mansell Moulin préconise l'enfouissement et la ligature de l'ulcère.

Le plus grave reproche que l'on puisse faire à la résection de l'ulcère, c'est de n'être applicable qu'à un très petit nombre de cas. Les ulcères du cardia, de la petite courbure, de la paroi postérieure se trouvent dans une situation souvent inexpugnable, et la résection n'est vraiment bien abordable que pour les ulcères de la paroi antérieure.

Ce sont précisément ces ulcères qui donnent naissance au plastron épigastrique. Aussi semble-t-il que devant ces cas de périgastrite antérieure on ne devra pas hésiter. Nous savons que sous ce magma d'adhérences existe un ulcère en évolution, qui peut être la source d'accidents graves. Les adhérences indiquent son siège, les poussées douloureuses son activité. Nous savons que le plus souvent dans cette situation anatomique, il est abordable. Le seul traitement radical et logique de ce plastron épigastrique sera la résection de l'ulcère.


### L'exclusion de l'ulcère.
### L'exclusion partielle et totale de l'estomac.

Quand la résection de l'ulcère n'est pas possible, Eiselberg a préconisé l'exclusion de cet ulcère.

La gastro-entérostomie ne supprime pas le contact du contenu gastrique avec l'ulcération. Ce qui explique que si elle est toute-puissante contre les douleurs liées à la sténose, son efficacité est moindre lorsque les douleurs proviennent d'une autre cause et en particulier du contact du suc gastrique et des aliments avec une ulcération (obs. th. Chauvel). La périgastrite, qui fait les tumeurs adhérentes, ne va pas sans compression des filets nerveux de voisinage, origine de troubles douloureux.

L'exclusion remédie à ce trouble (Eiselberg). Qu'il s'agisse d'ulcère ou de cancer, l'exclusion met le malade à l'abri de ces infections qui jouent un rôle considérable, non seulement dans la production des adhérences périgastriques, mais aussi dans certains états infectieux généraux, qui accompagnent les ulcérations gastriques.

L'exclusion, mieux que la gastro-entérostomie, met à l'abri de l'hémorragie et de la perforation.

Le gros avantage de l'exclusion, c'est de restituer à l'estomac sa motricité, comme dans la pylorectomie. La fonction motrice se rapproche toujours plus de la normale avec la pylorectomie qu'avec la gastro. Dans un cas, l'anastomose est faite sur un estomac anormalement adhérent par une de ses parties et dans l'autre l'anastomose est faite sur un estomac libéré de toute entrave au bon fonctionnement de ses tuniques musculaires.

En séparant définitivement la partie saine de la partie malade on se rapproche de la normale et on lui permet de se contracter d'une façon utile cela sans entrer par ces contractions en lutte avec une portion adhérente qui résiste à toute tentative de mobilisation (Chauvel).

Enfin les tiraillements pour si faibles qu'ils soient ne sont pas faits pour assurer le repos tant désiré de l'ulcère. L'exclusion remplit ces desiderata.

Nous n'avons pas la prétention d'émettre un avis sur une question aussi délicate. Ce sont des opérations graves et peu usitées.

Dans les cas d'ulcère étendu à toute une paroi de l'estomac, où le fond n'est plus formé que par le foie, le pancréas, etc..., dans ces cas où l'estomac est transformé en un tube rigide et impropre à tout fonctionnement, notre maître émet l'hypothèse que tout ce qu'on peut faire dans ces cas-là, c'est d'exclure l'estomac.

Non pas en sectionnant toutes les parois gastriques près du cardia et en se comportant comme pour un temps de gastrectomie. Mais en plaçant simplement un fil ou deux d'étranglement sur la partie juxtacardiaque de ce viscère et faire en quelque sorte près du cardia ce que Kelling a préconisé pour le pylore, comme temps complémentaire de la gastro-entérostomie, lorsqu'il n'y a pas de sténose pylorique, anatomique. L'anse intestinale passerait par la voie transmésocolique, puis en avant de l'estomac, pour aller s'anastomoser près du cardia, avec la petite poche située au-dessus de la ligature. On obtiendrait peut-être de cette façon, temporairement, une mise au repos suffisante pour faire entrer l'ulcère dans une phase active de cicatrisation.

La jéjunostomie que l'on a proposée en Allemagne dans ces cas, ne donne que des résultats aussi décourageants que ceux de la gastrostomie dans le cancer de l'œsophage.

*Résumé.* — Si nous reprenons maintenant les quatre types anatomiques que nous avons décrits, nous pouvons dire :

Que les adhérences isolées sont justiciables de la libération simple avec ou sans gastro-entérostomie; suivant qu'elles existent sous forme de bride occlusive ou de réaction de défense péritonéale ;

Qu'au type antérieur, convient la résection de l'ulcère avec ou sans gastro-entérostomie ;

Qu'il faut traiter par la gastro-entérostomie postérieure les symphyses du type hépatique et de la petite courbure. Quant au type postérieur il faut lui appliquer le même traitement, mais en se souvenant que la rupture des adhérences postérieures est une chose grave ; et plutôt que de tirer trop pour amener l'estomac au dehors, il vaudra mieux dans quelques cas appliquer la gastro-entérostomie antérieure qui est une opération médiocre comparativement à la postérieure qui est une opération excellente. L'exclusion de l'estomac ne pourrait s'adresser qu'à des cas exceptionnels.

# CHAPITRE V

## De la périgastrite suppurée et perforée.

Dépassant la phase de la péritonite plastique, la séreuse peut réagir plus violemment ; sous l'influence d'une perforation par exemple, il peut se faire des adhérences qui protègent la cavité péritonéale et aboutissent à la formation d'un abcès périgastrique suppuré. Nous n'avons pas à étudier ici la pathogénie ou la symptomatologie de ces suppurations péristomacales. Mais avant d'en aborder la thérapeutique chirurgicale, il nous faut rappeler leurs localisations et leurs particularités.

Le plus souvent l'abcès est consécutif à la perforation de l'estomac au niveau d'un foyer de périgastrite plastique, qui s'est constituée avant la perforation, par un processus de défense de la séreuse péritonéale, bien connu aujourd'hui. Dans ce cas, la collection est en communication directe avec la cavité gastrique. D'autres fois un abcès se forme au milieu d'anciennes adhérences, sans perforation. C'est l'exception, il en reste cependant des observations indéniables, Gruveisen (*Centralblatt f. Chirurg.*, 1903) est d'avis que les gaz peuvent se produire sous l'influence de certaines bactéries sans perforation ; Umber (*Mitteilungen med. und chirurg.*, 1900) attribue cette propriété à une variété de colibacille pour laquelle il donne le nom de paracolibacille aérogène. Mais il y a lieu de se demander si la perforation n'a pas existé à un moment et si la cicatrisation ne s'est pas produite secondairement. Ce fait n'a d'ailleurs pas grand intérêt, et l'on doit retenir qu'en règle génél.le la périgastrite suppurée à la suite de l'ulcère, s'accompagne de perforation.

Ces abcès sont le plus souvent gazeux, ils peuvent contenir des débris alimentaires, le pus en général est très acide et fétide.

Les localisations que peuvent affecter ces collections sont des plus diverses. Nous adopterons la division anatomique donnée par Martinet dans sa thèse, reprise récemment par Lyon, Lenandau et Ravenbüsch (*Mitteilungen med. und chirurg.*, 1900).

Martinet complète la description déjà donnée par Hadra, il distingue dans l'espace sous-phrénique plusieurs loges : la loge interhépato-diaphragmatique droite limitée en dedans par le ligament suspenseur du foie ; l'interhépato-diaphragmatique gauche située à gauche du ligament suspenseur, au-dessus du lobe gauche du foie ; la rétrostomacale ou arrière-cavité des épiploons ; la splénique.

Il faut ajouter enfin la loge interhépato-gastrique, plus sous-hépatique que sous-phrénique, très importante à cause de la fréquence de l'ulcère au niveau de la petite courbure. Les suppurations péristomacales peuvent occuper tous ces degrés, et chacun de ces abcès peut exister à l'état isolé, il peut aussi être associé à d'autres localisations (Beck, Lampe). Il faut joindre à ces collections supérieures et postérieures, la périgastrite antérieure qui se constitue entre la face antérieure de l'estomac et la paroi abdominale.

Mais la formation de ces périgastrites suppurées en un point donné n'est pas le résultat du hasard, elle paraît liée au siège même de l'ulcère. En dépouillant toutes les observations de périgastrite suppurée dans lesquelles on cite à la fois le point de l'estomac ulcéré ou perforé et le siège de l'abcès, on arrive à des conclusions assez nettes (Jowers, *Lancet*, 1899).

L'abcès hépato-diaphragmatique droit est rare et on n'en cite qu'un exemple consécutif à une perforation du pylore. Les localisations les plus fréquentes sont la périgastrite antérieure, qui est d'ailleurs la plus intéressante, parce que d'un diagnostic facile et d'une thérapeutique sûre, elle reconnaît pour cause un ulcère de la face antérieure. Le plus souvent elle fait saillie au-dessus de l'ombilic et à gauche de lui, plus ou moins, selon la place de l'ulcère ; elle se caractérise par des symptômes bien nets, que nous rappellerons rapidement : voussure épigastrique, collection hydro-aérique, dont la sonorité à la percussion varie dans le décubitus dorsal et dans la station assise, douleur à la contraction des muscles abdominaux, le tout s'accompagnant de phénomènes généraux et quelquefois d'un passé gastrique.

Dans tous les cas d'abcès de la loge rétro-stomacale, on a trouvé une perforation postérieure (Jowers, *Lancet*, 1895).

Ces abcès peuvent d'ailleurs, si l'hiatus de Winslow est béant, communiquer largement avec la cavité péritonéale.

La rupture d'un ulcère de la petite courbure donnera une collection sous-hépatique (Delore, *Lyon médical*, 1899).

La formation d'un abcès périsplénique s'accompagne le plus souvent d'ulcère, près du cardia ou du fond. Enfin les interhépato-diaphragmatiques gauches succèdent aux ulcères de cette partie supérieure de la face antérieure qui est en dessous du lobe gauche du foie. Telle est la relation qui unit les localisations au siège des abcès.

*Le traitement ; l'incision ; les voies d'abord ; la voie transmégacolique ; la marsupialiation de l'arrière-cavité des épiploons.* — Ceci connu, nous allons indiquer quel est le traitement que l'on doit instituer en présence d'une périgastrite suppurée.

Le traitement médical au repos de l'estomac, glace, morphine, ne sera évidemment qu'un adjuvant, quelquefois utile, du traitement chirurgical qui reste le seul vraiment efficace.

La difficulté réside surtout dans le diagnostic. S'il est facile pour les périgastrites antérieures, il devient difficile dans les cas de collections sous-phréniques, presque impossible pour les collections de l'arrière-cavité, mais il faut opérer de bonne heure. On s'exposerait à des mécomptes en attendant les évacuations spontanées signalées quelquefois, mais qui demeurent des exceptions.

On doit intervenir dès que, chez un malade, on verra se produire ces phénomènes abdominaux ou thoraciques qui sont les symptômes d'un pyopneumothorax sous-phrénique.

Dans ce cas, on pourra faire précéder l'intervention d'une ponction exploratrice.

La constatation d'une collection antérieure ne permet pas l'hésitation : il faut intervenir.

Le traitement doit s'inspirer de deux principes : la nécessité dévacuer le pus, la nécessité de respecter les adhérences. Dans les cas de périgastrite antérieure bombant vers la paroi abdominale, on devra inciser en pleine collection là où pointe l'abcès.

Il faut se garder de dépasser les limites des adhérences protectrices et si par hasard l'incision, dépassant ces limites, exposait à l'infection de la grande cavité, il faudrait se hâter de cloisonner soit au moyen du grand épiploon, soit avec des compresses.

Dans tous les cas, l'abcès ouvert, son drainage assuré, il faut en rester là. Surtout ne pas s'inquiéter de la perforation gastrique qui peut être derrière. Se garder de recherches dans ce sens et de la tentation de faire des sutures toujours inutiles, le plus souvent dangereuses.

L'abcès drainé largement, la perforation peut s'obturer spontanément si elle siège haut, sur la petite courbure par exemple ; donc pendant quelques jours, s'il y a perforation, les liquides alimentaires pourront passer par la plaie mais peu à peu la fistule s'oblitérera comme dans le cas de MM. Villard et Gauthier. Si la perforation siège au niveau de la grande courbure et surtout à la région pylorique, la fistule risque de persister. En ce cas on doit attendre pour l'opérer secondairement que les phénomènes fébriles graves de la suppuration aient cédé pour opérer à froid.

En un mot on se comportera comme dans les cas d'appendicite suppurée, on drainera sans rechercher la cause. Quant aux fistules, si elles siègent sur la région pylorique, on pourra selon les circonstances en faire l'excision, mais le plus souvent la masse des adhé-rences rendra cette intervention impraticable et on devra s'adresser à la gastro-entéro-anastomose postérieure complétée par l'exclusion du pylore (Jaboulay).

Cette thérapeutique des fistules secondaires n'est pas sans difficulté mais il vaut mieux en arriver à cet inconvénient que de risquer les dangers auxquels exposent les opérations plus radicales d'emblée. D'ailleurs les fistules, souvent, se comblent spon-tanément après l'évacuation du pus qui paraît pousser l'ulcère à la cicatrisation (Brunnen).

Pour les périgastrites à localisations différentes les principes généraux du traitement restent les mêmes, seules les voies d'abord changent.

Si les phénomènes sont à type abdominal on sera plus souvent conduit fatalement à une laparotomie médiane.

On reconnaîtra alors la disposition des lésions et selon les cas l'incision primitive sera utilisée pour le drainage ou bien elle gardera un caractère explorateur.

Tout d'abord le chirurgien devra faire porter son exploration sur la petite courbure au niveau de la région interhépato-gastrique. S'il reconnaît là une collection il pourra la drainer par la face antérieure, soit par l'incision médiane, soit en recourant à une incision parallèle au rebord des côtes.

Dans tous les cas, il faudra protéger avec des compresses la grande cavité et s'il est possible marsupialiser la poche.

Si les collections occupent la région postérieure ou les loges sous-phréniques, la voie antérieure doit le plus souvent être abandonnée. Cependant si le refoulement en avant de l'estomac et du côlon indiquait la présence du pus dans l'arrière-cavité, il faudrait se garder *d'aller effondrer en arrière le mésocôlon* qui forme une barrière au pus. On pourrait peut-être utiliser pour ce drainage la *voie trans-mégacolique* indiquée déjà par Savariau pour suturer une perforation de la face postérieure.

On effondre le grand épiploon au ras de la grande courbure ; un peu à gauche, parce que le point déclive est de ce côté, puis doucement avec les doigts on dissocie les feuillets et on entre directement dans l'arrière-cavité des épiploons. Puis pour cloisonner l'abdomen en deux parties, on amène l'épiploon à la paroi et on l'y fixe par quelques points de suture, c'est ce qu'on peut appeler *la marsupialisation de l'arrière-cavité des épiploons.*

Cette intervention n'a jamais été exécutée comme

drainage ; mais elle paraît anatomiquement possible, d'après les recherches que nous avons faites et semble réaliser pour l'arrière-cavité un drainage excellent puisque presque au point déclive elle permet d'autre part de respecter toutes les membranes qui enkystent la collection.

En présence de collections postérieures on se comportera comme pour tout abcès sous-phrénique. En aucun cas il ne faudra se contenter de la ponction. Elle pourra guider le bistouri, elle ne saurait s'y substituer.

Le siège de l'abcès étant connu, on incisera selon les indications données par l'exploration ou les symptômes dominants. On pourra être conduit d'emblée dans la collection qui a refoulé le diaphragme (Maydl).

Dès l'incision alors un pus fétide s'échappera indiquant qu'on est dans le foyer. Mais si l'incision conduit dans la plèvre la conduite sera encore dictée par les constatations que l'on fera. Si la plèvre est saine il faut suturer, sans hâte d'ailleurs, ses feuillets puis inciser le diaphragme, suturer les bords de cette section à la peau, aller ensuite à la recherche du pus, en un mot faire un drainage transdiaphragmatique. D'autres fois la plèvre contiendra du liquide soit séreux soit purulent; on évacuera celui-ci qui peut exister d'ailleurs avec ou sans communication avec la cavité sous-phrénique (Monod); on s'inquiétera ensuite de cette dernière; s'il existe une communication transdiaphragmatique, on l'utilisera pour atteindre la collection inférieure; s'il n'en existe pas, on se comportera comme précédemment.

Ici comme dans la périgastriste antérieure on doit se contenter de drainer largement sans s'inquiéter de la perforation gastrique.

Cette thérapeutique faite d'audace et de réserve a d'ailleurs des résultats excellents. Nous rapporterons toute une série d'observations de guérison de périgastrites antérieures.

Quant aux collections postérieures, on ne pourrait trouver de meilleur argument que les statistiques données par Martinet dans sa thèse, 98 p. 100 de mort avant la période opératoire; 58 p. 100 avec le traitement chirurgical.

Nul doute d'ailleurs que cette mortalité s'abaisse encore lorsque les interventions se feront de bonne heure et ne seront pas proposées seulement *in extremis*.

# OBSERVATIONS

OBSERVATION I (personnelle).

(Recueillie dans le service de M. le professeur Jaboulay.)

*Observation résumée. — Douleurs gastriques depuis six
ans. — Signes de sténose pylorique. — Légère induration
de la paroi. — Laparotomie. — Ulcère de la petite courbure ; adhérences au foie. — Pas de sténose anatomique
du pylore. — Symphyse postérieure de l'estomac. —
Gastro-entérostomie postérieure au bouton sans libération. — Guérison.*

Vingt-deux ans, souffre de douleurs gastriques depuis
six ans.

Pas d'antécédents héréditaires ni personnels. Un frère et
une sœur bien portants.

Au début, ces douleurs avaient nettement le caractère
hyperchlorhydrique ; douleurs en broche, exagérées par
l'ingestion alimentaire, sans vomissement, sans hématémèse,
sans mœléna.

Il fut amélioré par un traitement médical intensif, mais
de temps en temps le malade avait des poussées douloureuses,
avec fièvre, qui nécessitaient sa mise au repos.

Il y a quatre ans, le malade commença à vomir, très rarement d'abord, tous les mois, tous les deux mois, puis, petit à petit, les vomissements augmentèrent de fréquence et devinrent quotidiens.

Il entre dans le service le 29 décembre 1903. L'état général est assez bon ; on ne constate rien du côté des viscères ; pas d'albumine, pas d'œdème des jambes. Le malade est peu névropathe.

Du côté de l'estomac, on sent, près des fausses côtes, à droite et tout à fait à la partie supérieure de la région épigastrique, une légère tuméfaction qui n'est pas soudée à la paroi.

L'estomac est dilaté, descend au-dessous de l'ombilic ; clapotage.

Ondes péristaltiques ; grands vomissements avec stase alimentaire de caractère acide et le plus souvent à contenu digéré.

Constipation habituelle.

Le chimisme gastrique accuse la présence d'HCl libre et l'absence d'acide lactique.

Intervention. M. le professeur Jaboulay pratique la laparotomie sus-ombilicale médiane ; la paroi saigne fortement.

On tombe sur un ulcère de la petite courbure avec adhérences très serrées au foie. Pas de sténose pylorique.

Sans toucher aux adhérences, on pratique une gastro-entérostomie postérieure au bouton.

Après avoir effondré le mésocôlon, on constate qu'il y a symphyse postérieure de l'estomac et disparition de l'arrière-cavité des épiploons.

On peut, néanmoins, placer assez facilement le bouton.

Les suites opératoires ont été très simples.

Actuellement, le malade ne ressent plus aucune douleur gastrique et a engraissé de 2 kilogrammes.

Expulsion du bouton au treizième jour.

## OBSERVATION II (personnelle).

### (Recueillie dans le service de M. Jaboulay.)

*Observation résumée. — Douleurs gastriques du type hyper-
chlorhydrique depuis dix-huit ans. — Signes de sténose
pylorique. — Chimisme hyperacide. — Pas de tumeur
gastrique. — Laparotomie. — Un ulcère au niveau de
l'antre prépylorique avec adhérence à la deuxième portion
du duodénum. — Pas de symphyse postérieure. —
Gastro-entérostomie postérieure au bouton, sans libération d'adhérences. — Guérison.*

Trente-neuf ans, cultivateur, souffre de l'estomac depuis
dix-huit ans, a été mis vingt-deux fois au régime lacté et au
traitement médical.

Pas d'antécédents héréditaires, ni personnels. Une attaque
de rhumatisme articulaire aigu.

Ces douleurs ont le caractère en broche, surviennent trois
ou quatre heures après le repas, exagérées par l'ingestion
des aliments.

Jamais d'hématémèse ni de mœléna. Les vomissements
ont apparu il y a environ trois ans et depuis six mois environ, le malade vomit tout ce qu'il prend. Depuis ces deux
dernières années, il a maigri de 15 kilogrammes.

Le 5 janvier 1904, il entre dans le service de M. le professeur Jaboulay.

Teint pâle, muqueuses œdémiées. On ne sent pas de
tumeur épigastrique.

Tous les signes d'une sténose pylorique complète. L'estomac descend au-dessous de l'ombilic, clapote fortement. Il y
a des ondes péristaltiques. Les vomissements sont acides et
d'odeur aigrelette, mais les aliments ne sont pas digérés.
Constipation opiniâtre.

Pas de ganglions, rien du côté des autres viscères, pas
d'albumine, pas d'œdème des jambes.

Chimisme gastrique :

     Acidité totale . . . . . . . 3,43 p. 1.000
     HCl total. . . . . . . . . . 2,63 —
     Gunzbourg, . . . . . . . . très positif
     Acide lactique. . . . . . . néant

Le 8 janvier 1904, intervention. Laparotomie médiane sus-ombilicale. La paroi saigne fortement.

On tombe sur un ulcère adhérent au niveau de l'antre pré-pylorique qui envoie des brides fibreuses à la deuxième portion du duodénum et réalise ainsi les contacts de la gastro-duodénostomie de M. le professeur Jaboulay. L'orifice pylorique est libre, pas de symphyse postérieure.

On pratique sans difficulté la gastro-entérostomie postérieure au bouton.

Actuellement, au bout de deux mois, le malade, revu, se trouve complètement guéri.

Expulsion du bouton au quinzième jour.


## OBSERVATION III (résumée).

### (Service de M. le professeur JABOULAY.)

*Douleurs d'ulcère depuis dix-huit ans. — Symptômes de sténose pylorique bénigne. — Laparotomie. — Ulcère chronique de la petite courbure. — Adhérences au foie avec très léger degré de biloculation. — Symphyse postérieure. — Disparition de l'arrière-cavité des épiploons. — Pas de sténose pylorique. — Gastro-entérostomie postérieure au bouton. — Guérison.*

Pas d'antécédents personnels ni héréditaires, cinquante ans, maçon.

Marié, pas d'enfants.

Les premiers symptômes gastriques datent de dix-huit ans.

A cette époque, le malade présenta nettement tous les signes d'un ulcère : douleurs en broche, hématémèse, vomissements variables. Il fut obligé à ce moment de s'aliter et de suivre le régime lacté et alcalin. Il fut amélioré, reprit son travail.

Trois mois après, il fit une nouvelle crise gastrique. Régime lacté, repos, etc.

Trois mois après, il prend tous les symptômes d'une sténose pylorique : grands vomissements alimentaires, dilatation d'estomac, etc. Il maigrit un peu à ce moment, ne suivit pas de traitement spécial. Tous les symptômes disparurent au bout de quatre mois. Alternativement, pendant dix-huit mois, le malade ressent des accalmies et des poussées douloureuses dans son état. Il subit plusieurs séjours à l'hôpital et fut mis vingt-deux fois au régime lacté et alcalin.

Le 12 janvier 1904, le malade entre dans le service de M. le professeur Jaboulay. Le malade légèrement amaigri ; faciès un peu terreux.

L'estomac est dilaté, très clapotant. On perçoit très nettement des ondes péristaltiques vigoureuses et bien dessinées. Grands vomissements alimentaires, avec aliments de la veille et de l'avant-veille. Odeur et goût acides des vomissements. Pas d'hématémèse. On ne sentit pas de tumeurs au niveau de l'estomac. Pas de ganglions.

Rien du côté des autres organes.

Constipation opiniâtre. Pas d'albumine. Pas d'œdème.

Chimique gastrique de M. le D$^r$ Gauthier :

Acidité totale : 3 p. 1.000
HCl total : 2,2 p. 1.000
HCl libre : présence
Acide lactique : néant

Le 15 janvier, M. le professeur Jaboulay pratique la laparotomie sus-ombilicale. On tombe sur un ulcère de la petite courbure, très adhérent au bord antérieur et à la partie inférieure du foie. Les adhérences sont dures et serrées. La

petite courbure est légèrement rétractée, a rapproché légèrement le cardia et le pylore et a donné à l'estomac un léger
degré de biloculation.

Malgré les signes de sténose constatés, on ne trouve absolument rien du côté du pylore.

Sans toucher aux adhérences, M. Jaboulay se décide à une
gastro-entéro-anastomose postérieure, effondre le mésocôlon,
et constate à ce moment que les adhérences s'étendent sur
la partie postérieure de l'estomac qu'il met en symphyse et
la disparition de l'arrière-cavité des épiploons. On sculpte
sur l'estomac une surface nécessaire à la pose du bouton
anastomotique. Gastro-entéro-anastomose postérieure.

Les suites furent très simples. Dix-huit jours après, le
malade sortit engraissé de 3 kilogrammes, ne souffrant plus
et n'ayant plus de vomissements.

Ce bouton fut expulsé au quinzième jour.


## OBSERVATION IV

(Due à l'obligeance de M. CAVAILLON,
service de M. le professeur JABOULAY.)


*Ulcère ancien de l'estomac, au niveau de la petite cour-
bure. — Gastro-entéro-anastomose postérieure au bouton.*


M. M..., quarante-quatre ans, Rumilly (Haute-Savoie).

Douleurs gastriques depuis quinze ans, à type hyperchlorhydrique. Ces douleurs ont eu des rémissions sous
l'influence du traitement médical ; elles ont été améliorées
par le bicarbonate à haute dose.

Il y a six mois nouvelle poussée douloureuse avec douleurs constantes, irradiées ; vomissements incessants.

Jamais d'hématémèse, de mœléna ni d'ictère.

Depuis neuf mois, phénomènes de sténose. Dès l'ingestion
des aliments, douleur, pesanteur, puis contraction de la
poche gastrique et vomissements, puis l'estomac devient plus

tolérant et aux vomissements biquotidiens succèdent des vomissements abondants mais apparaissant tous les deux ou trois jours.

A son entrée malade très amaigrie, faible, pâle, ne mange plus par crainte de douleur.

*Repas d'épreuve.* — Hyperacidité :

Gunzbourg    +

Vert brillant    +

Uffelmann    —

On ne sent rien à la palpation de la paroi, ondulations épigastriques, tension intermittente de la panse, rétention le matin à jeun.

*Intervention.* 10 février 1903. — Gastro-entéro-anastomose postérieure transmésocolique au bouton. Pas de sténose pylorique ; ulcère de la petite courbure, adhérences du foie.

## OBSERVATION V (résumée).

(Due à l'obligeance de MM. Leclerc et Cavaillon.)

*Phénomènes gastriques datant de plusieurs années. — Hyperchlorhydrie, cachexie, périgastrite sous-hépatique et postérieure. Gastro-entéro-anastomose postérieure au bouton. — Guérison opératoire. — Mort deux mois après d'hémorragie. — Autopsie. — Ulcère de l'estomac. — Adhérences sous-hépatiques et pancréatiques. — Cavité gastrique pleine de sang. — Hémorragie d'origine pancréatique.*

E. M..., quarante-six ans.

Rien dans les antécédents héréditaires ou personnels. Les troubles gastriques datent de deux ans.

Douleur violente et vomissements sans caractères spéciaux. Entre dans le service de M. Leclerc.

Le 19 septembre 1902 subit un traitement médical, sort améliorée le 4 octobre. Elle rentre dans le service quelques jours après, les vomissements persistent, les douleurs sont exaspérées, la malade maigrit de 2 kilogrammes par semaine: Traitement médical, alimentation rectale, etc. Le chimisme indique une hyperacidité très nette.

Le 2 décembre 1902, la malade passe dans le service de M. le professeur Jaboulay. État très cachectique, on se décide cependant à intervenir. Laparotomie médiane, l'estomac est trouvé adhérent à la face inférieure du foie, la petite courbure est fixée par des adhérences jeunes et gélatiniformes. En arrière le péritoine de la face postérieure est soudé à la face supérieure du mésocôlon, et rend virtuelle l'arrière-cavité des épiploons.

En arrière on sent une masse indurée qui pourrait en imposer pour un néoplasme. Gastro-entéro-anastomose par son procédé. Suites opératoires très simples et rentré dans le service de M. Leclerc douze jours après. Son état est relativement amélioré, mais souffre un peu et vomit de temps en temps.

Elle meurt le 3 février 1903, deux mois après son intervention.

*Autopsie.* — L'estomac est plein de sang et adhérent au foie sur la surface d'une pièce de 5 francs. L'estomac est légèrement biloculaire. Le pylore est libre. Le pancréas est fixé sur toute la paroi postérieure de l'estomac, il semble avoir été la source de l'hémorragie. M. Gayet a pratiqué l'examen histologique des ganglions et de l'estomac et a constaté qu'il s'agissait d'ulcère et que le foie avait fait de la sclérose au niveau des points adhérents.

## OBSERVATION VI (résumée).

(Due à l'obligeance de M. le D⁰ VIANNAY, service de M. le
professeur JABOULAY.)

*Troubles gastriques anciens. — Phénomènes d'obstruction
intestinale. — Tuméfaction épigastrique ; ondes péristaltiques ; périgastrite postérieure et de la petite courbure. —
Gastro-entéro-anastomose. — Guérison datant de vingt
mois.*

M. L..., trente-huit ans.

Rien dans les antécédents héréditaires ; personnellement
réglée à treize ans, chlorose, phlébite. A vingt ans, épisode
aigu, caractérisé par douleur aiguë et violente dans le ventre,
ayant nécessité deux piqûres de morphine, sans vomissement
ni ictère. Guérison complète après quinze jours de lit.

A eu trois enfants, une fausse couche avec phénomènes
gastriques mal définis.

Jamais d'hématémèse ni de mœléna. Constipation ordinaire.

Depuis plusieurs années, douleurs gastriques sans caractères ni régularité spéciale. Vomissements variables d'intensité et variables dans le moment de leur apparition. En
mai 1902, phénomènes d'occlusion intestinale qui cède sans
opération.

Elle entre dans le service le 22 mai 1902. Femme cachectique, tumeur dans l'hyppocondre droit au niveau de
l'ombilic, du volume du poing, bosselée, douloureuse, que
l'on peut mobiliser. Dans l'hypocondre gauche, youssure.
Lorsqu'on mobilise l'estomac on obtient des contractions
péristaltiques.

Opérée le 29 mai 1902. — Laparotomie médiane sus-ombilicale. On tombe sur un foyer d'adhérences au niveau de la
petite courbure, très serrées et l'unissant fortement au foie;
une bride unit le viscère au côlon transverse et le coude

légèrement. M. Jaboulay pratique la gastro-entéro-anastomose postérieure par son procédé habituel. Mais on remarque à ce moment que les adhérences ont mis en symphyse la face postérieure de l'estomac et que l'arrière-cavité des épiploons a disparu, on peut néanmoins placer le bouton.

Les suites opératoires furent des plus heureuses. Nous avons revu la malade en novembre 1903, elle a repris son alimentation ordinaire ; la tumeur épigastrique a complètement disparu.

La malade a engraissé de 10 kilogrammes. Elle peut être considérée comme un cas de guérison complète.

## OBSERVATION VII

(Due à l'obligeance de M. CAVAILLON, service de M. le professeur JABOULAY.)

*Périgastrite rétro-pylorique par ulcère siégeant sur paroi postérieure, — Pylore, perméable. — Pyloroplastie impossible. — Gastro-entéro-anastomose transmésocolique au bouton Jaboulay. — Mort.*

L. E..., trente deux ans. Saint-Sacerdos, n° 39, juin 1903. Rien à signaler dans ses antécédents.

Depuis l'âge de vingt-six ans souffre de l'estomac. Douleurs à type hyperchlorhydrique qui se sont accentuées et précisées depuis deux ans.

Jamais d'hématémèse ni de mœléna.

Depuis deux mois les symptômes se sont accusés pendant le travail, les vomissements se sont produits, quotidiens. Les douleurs sont devenues constantes, à peine soulagées par l'état de vacuité de l'estomac. Dans ce dernier mois les vomissements se sont espacés et sont devenus plus abondants. Ils se produisent tous les quatre ou cinq jours, le malade reconnaît fréquemment des aliments ingérés plusieurs jours auparavant.

Dans les jours qui précèdent ces évacuations spontanées, le malade souffre, il est mal à son aise ; on constate que le ventre est ballonné, sillonné par des contractions péristaltiques de l'estomac, perçues par le malade et suivies quelquefois d'un glou-glou caractéristique.

Après le vomissement, l'état redevient meilleur, et l'orage gastrique semble apaisé.

*A l'examen*, dans l'intervalle des vomissements, on constate que la cavité gastrique descend au-dessous de l'ombilic. La paroi n'est pas résistante ; clapotage gastrique considérable ; on ne perçoit pas de tumeur dans la région pylorique.

L'évacuation de l'estomac donne issue à 1 lit. 1/2 d'un liquide marron foncé, d'odeur aigrelette, contenant beaucoup de débris alimentaires. Après deux lavages, on donne un repas d'épreuve. Il est retiré une heure après l'ingestion. L'examen chimique montre :

La réaction de Gunzbourg ╼┼

La réaction d'Uffelmann ┼ faiblement.

HCl total au vert 2 p. 1.000.

L'état général était précaire. Le malade, très amaigri, ne s'alimentait pas depuis deux mois. Léger œdème des membres inférieurs.

Le diagnostic restait hésitant. Cependant on incline vers l'ulcère, en raison des antécédents, de la douleur, du caractère du liquide.

Le 20 septembre, M. Jaboulay pratique la laparotomie. A l'ouverture de la cavité abdominale, le pylore paraît sain, à peine quelques brides passent-elles en sautoir sur sa face antérieure, mais l'index s'insinuant sous son bord inférieur, perçoit à sa face postérieure une masse d'adhérences du volume d'un œuf. Le pylore est épaissi, induré en arrière, donnant la sensation du tissu cicatriciel où se trouvent les brides antérieures. Le pylore est perméable à l'index, et l'on penserait à faire la pyloroplastie, l'ulcère siégeant en avant, s'il n'y avait pas ce gros magma d'adhérences postérieures. M. Jaboulay se résout alors à pratiquer la gastro-anastomose au bouton, selon sa technique ordinaire.

Pendant deux jours le malade parut bien supporter son intervention. La température restait normale, l'état général stationnaire, injection quotidienne de sérum.

Le troisième jour on commence à donner à boire. Les vomissements s'installent et pendant cinq jours ne cessent pas ; vomissements fortement teintés par la bile. Le malade succombe le huitième jour après l'intervention. La température s'était élevée à 39°. L'état du malade ne permit pas d'intervenir à nouveau dans l'hypothèse de *circulus viciosus*.

L'autopsie n'a pas pu être pratiquée.

## OBSERVATION VIII (résumée,.

(Due à l'obligeance de M. CAVAILLON, service de M. le professeur JABOULAY.)

*Pylore libre. — Ulcère. — Périgastrite pylorique. — Première intervention juin 1902, libération des adhérences : amélioration. — Deuxième intervention, novembre 1902 : amélioration.*

V. F..., soixante-trois ans, salle Saint-Sacerdos, n° 21, novembre 1902.

Malade ayant présenté des douleurs gastriques à type hyperacide depuis dix ans. Fait un séjour en juin 1902 dans le service de M. Jaboulay pour des accidents de sténose pylorique. On se contente de faire la section des brides pyloriques, la libération des adhérences. Le pylore anatomiquement perméable, l'estomac peu distendu plaident en faveur de cette intervention palliative. On trouve une cicatrice sur la face antérieure du pylore.

Amélioration pendant seize mois, le malade reprend son travail, engraisse.

Il rentre dans le service en novembre 1902.

Depuis le mois de septembre les vomissements ont reparu, se produisant tous les trois jours, assez régulièrement ; ils sont acides ; douleurs intenses suivant ingestion des aliments.

Jamais d'hématémèse, ni de mœléna.

Paroi souple, ondes péristaltiques, pas de tumeur perceptible.

Mais en raison des antécédents et de l'intervention antérieure ou pose le diagnostic de sténose par ulcère.

*5 novembre. Intervention.* — M. Jaboulay pratique une laparotomie sous-ombilicale, utilisant l'ancienne incision.

L'estomac est fixé à la paroi au niveau du pylore. Le foie est venu adhérer au péritoine pariétal dans la portion supérieure de l'ancienne incision. De véritables coulées péritonéales unissent le foie, l'estomac, le côlon, l'épiploon et la paroi. La physionomie de la région est méconnaissable, on arrive avec peine à libérer le pylore de ses adhérences qui sont très vasculaires.

La gastro postérieure peut être considérée comme impossible. On se résigne à faire une opération seulement palliative.

Le malade a guéri parfaitement de l'intervention. Les troubles digestifs se sont amendés pendant trois mois. Depuis ils ont reparu avec leur intensité première. On refuse au malade une nouvelle intervention que l'état anatomique de la région rend impraticable. Il a été perdu de vue.

## OBSERVATION IX (résumée)

### (PINATELLE) (1)

*Ulcère de la face antéro-supérieure de l'estomac.*
*Périgastrite adhésive.*

V. P.., quarante-deux ans.

*Première Intervention.* — M. Jaboulay, en janvier 1901. Laparotomie et libération des adhérences. L'ulcère adhérent au foie n'est pas touché.

(1) Thèse Lyon, 1902.

*Deuxième intervention.* — M. Jaboulay, en mai 1902, gastro-entéro-anastomose. Guérison.

En 1884 le malade étant au régiment commence à ressentir des douleurs abdominales très aiguës, survenant par crises.

Il reste sujet à ces crises douloureuses. En 1895 ces douleurs deviennent épigastriques avec irradiations dorsales survenant deux à quatre heures après le repas ; exaspérées par certains aliments, calmées par le vomissement, douleur fixe sur le rebord costal gauche.

Pas d'hématémèse, mœléna à différentes reprises.

Premier séjour dans un service de médecine, amélioration par une diététique sévère.

En 1899, les douleurs reparaissent plus intenses, le malade entre dans le service de M. le professeur Lépine ; il est traité par le régime lacté, le bicarbonate de soude, les injections de morphine ; il est soulagé pour un temps.

Mais un an après, en 1900, il entre de nouveau dans le service de M. Lépine.

Les douleurs intolérables reviennent trois ou quatre heures après le repas.

L'estomac est dilaté, clapotage ne dépasse pas l'ombilic, s'enfonce haut sous les fausses côtes.

Pas de péristaltisme.

Acidité totale 3
Gunzbourg +
Pas d'acide lactique.

*Intervention.* — Janvier 1901, M. Jaboulay.

Ulcère de la face antéro-supérieure adhérent au foie, libération des adhérences.

Amélioration pendant plusieurs mois puis les douleurs reviennent progressivement.

*En mai 1902*, nouveau séjour.

Douleurs gastriques atroces nécessitant deux injections de morphine, les douleurs spontanées ou provoquées ont leur maximum sous les fausses côtes gauches.

Plus de vomissements, pas d'hématémèse, pas d'amaigrissement notable.

*Estomac* ne descend pas au-dessous de l'ombilic, clapotage, ondes péristaltiques nettes.

> *Chimisme :* Uffelmann  —
> Gunzbourg  + faible.
> Vert brillant +

*6 mai. — Intervention.*

On sectionne une adhérence pylorique antérieure, estomac très distendu, très intimement adhérent au foie.

L'ulcère paraît volumineux, siège sur la petite courbure vers le pylore.

L'excision de l'ulcère paraît trop périlleuse en raison de l'adhérence au foie; on termine par la gastro-anastomose transmésocolique au bouton de M. Jaboulay.

*Guérison.*

Chimisme impossible en raison de la vacuité gastrique une demi-heure après le repas. Malade revu en janvier 1904, guérison persiste.

## OBSERVATION X

(Due à l'obligeance de M. CAVAILLON, service de M. le professeur JABOULAY.)

*Troubles gastriques datant de deux ans. — Tumeur de la région épigastrique. — Péri-gastrite par ulcère. — Excision.*

M... quarante et un ans, ménagère.

Rien dans ses antécédents personnels ou héréditaires.

Depuis deux ans douleurs survenant régulièrement dès l'ingestion des aliments ; s'accompagnant quelquefois de vomissements à saveur acide. Ces douleurs étaient calmées par les vomissements, l'ingestion de lait ou de bicarbonate de soude.

Pendant ces deux années la malade a eu des périodes plus ou moins douloureuses mais jamais d'hématémèse ou de mœléna.

Il y a deux mois les phénomènes se sont accusés et précisés. Dès l'ingestion de la moindre parcelle alimentaire, la malade souffre atrocement au niveau de la région épigastrique. La douleur a son maximum au niveau d'un point siégeant à mi-chemin de l'apophyse xiphoïde à l'ombilic. En même temps apparaissait à ce niveau une tumeur.

La malade entre dans le service le 8 juin 1902. C'est une femme dont la santé générale est relativement conservée, le teint est pâle cependant et l'on note un léger amaigrissement. Les troubles fonctionnels persistent, toute alimentation est impossible à cause des douleurs. Constipation.

Le ventre est souple sauf dans la zone stomacale. A ce niveau on constate que le muscle droit est en état de légère contracture, on ne trouve pas d'ondes péristaltiques mais une tumeur dure, douloureuse, non réductible, adhérente à la paroi, siège en arrière de la gaine du muscle droit gauche. Cette masse, du volume d'une mandarine, ne présente ni battement, ni expansion, ni souffle.

Ganglions inguinaux, bilatéraux, axillaires. Pas de sus-claviculaires.

Le lendemain on donne un repas d'Ewald ; il est retiré une heure et demie après l'ingestion. L'examen du chimisme pratiqué par M. Gauthier donne les résultats suivants :

Aliments bien digérés.

Réaction de Gunzbourg, positive.

Réaction d'Uffelmann facilement positive. HCl total au vert brillant, 2,50.

En présence de ces symptômes et s'appuyant surtout sur l'adhérence de la tumeur à la paroi, sur les antécédents manifestement hyperchlorhydriques, sur la conservation de l'état général et les résultats du chimisme, on pose le diagnostic de périgastrite.

Le 11 juin, M. Jaboulay intervient. Anesthésie à l'éther.

Lavage préalable de l'estomac. Laparotomie médiane sus-ombilicale.

A l'incision la paroi saigne abondamment. Le péritoine pariétal, rouge, est épaissi avec une vascularisation anormale. A gauche de la ligne médiane, en arrière du droit gauche, le péritoine gastrique adhère fortement à la paroi. En ce point il existe un magma d'adhérences à caractère inflammatoire. L'estomac est ainsi fixé sur une surface analogue à celle d'une pièce de 5 francs.

On tente de disséquer aux ciseaux cette adhérence gastrique, mais au cours de la dissection on pénètre dans la cavité gastrique, on constate alors que la paroi de l'estomac fait défaut sur une surface égale à une pièce de 2 francs. L'estomac étant ouvert on en profite pour exciser complètement l'ulcère et la zone cicatricielle qui le borde.

L'estomac est suturé par un surjet au catgut, renforcé par quelques points séro-séreux, suture de la paroi à trois plans sans drainage.

Les suites opératoires furent normales. Les deux premiers jours la température atteint 38° pour rester dès le troisième jour à 37°-37°5. Pas de douleur ni de vomissements. Dès le troisième jour on permet à la malade de prendre quelques liquides par petites quantités. Au huitième jour l'alimentation est reprise avec des crèmes, des œufs, etc. Les fils superficiels sont enlevés au douzième jour et l'alimentation est reprise sans restriction.

Les douleurs ont complètement disparu, la malade se lève, a faim, mange sans crainte.

Le 3o, on pratique à nouveau le chimisme gastrique.

Repas d'Ewald; retiré une heure et demie après l'ingestion. M. Gauthier nous transmet l'examen suivant :

Chyme mal lié, mucus en assez grande quantité.

HCl libre. . . . . . . . . . . . néant
Acide lactique . . . . . . . . . traces
HCl total au vert brillant . . 0,950 p. 1.000
Acidité totale. . . . . . . . . 1,21 p. 1.000

En comparant avec le résultat du chimisme fait avant l'intervention, on constate que le Gunsbourg est devenu négatif, que l'oxydité chlorhydrique totale est descendue de 2,50 à 0,50.

Dix jours après, la malade quitte le service en parfaite santé, ne présentant plus aucun trouble gastrique.

### OBSERVATION XII (résumée)

(Observation de M. le professeur Jaboulay, recueillie par
M. le Dr VIANNAY.)

*Ancien ulcère de l'estomac perforé ayant déterminé des adhérences avec la paroi abdominale antérieure. — Libération des adhérences ; résection de l'ulcère ; gastroraphie. — Guérison.*

C. C..., vingt-sept ans. Entré salle Saint-Paul pour une petite tumeur épigastrique qui a été considérée comme un cancer. Père mort très probablement d'un cancer de l'estomac. Depuis l'âge de dix-sept ans, la malade, avec des alternatives d'amélioration, souffre de l'estomac ; douleurs suivant l'ingestion alimentaire, comparées à du feu et prenant le caractère en broche. Depuis six ans, vomissements acides et alimentaires ; plusieurs légères hématémèses ; constipation habituelle. Depuis quatre ans la malade, par suite de douleurs, suit un régime composé de lait, d'œufs, de viande grillée.

Il y a quelques mois, les douleurs d'estomac devinrent plus fréquentes et plus tenaces ; en même temps la malade s'aperçut qu'elle avait dans la région épigastrique une petite grosseur sensible à la palpation ; un médecin craignant un cancer envoya la malade à M. Jaboulay.

A l'entrée, faciès pâle, décoloré, sans teinte jaune paille. A l'examen de l'abdomen, dans la région épigastrique, un peu à gauche de la ligne médiane, sur une ligne allant de l'ombilic au mamelon gauche, on trouve une tumeur arrondie, du volume d'un petit œuf, de consistance dure et légèrement douloureuse à la palpation. Elle est absolument immobile et fixée solidement à la paroi abdominale.

M. Jaboulay, en se basant sur l'histoire antérieure de la malade, sur son âge et sur l'adhérence solide de la tumeur à la paroi abdominale, pose le diagnostic d'ancien ulcère de l'estomac, ayant donné une cicatrice adhérente à la paroi abdominale et décide d'intervenir.

*Opération 1er octobre.* — Laparotomie sus-ombilicale. On trouve un estomac soudé par sa face antérieure à la paroi abdominale par un amas de brides cicatricielles, qui constituent la tumeur que l'on connaît. Cette adhérence se fait sur une large surface. On la libère à coups de ciseaux et sur l'organe libéré, on voit une perforation dont les bords sont taillés à l'emporte-pièce et qui paraît ancienne. On excise largement la paroi antérieure de l'estomac autour de cet orifice qui occupe le fond d'un vieil ulcère.

Le doigt introduit dans l'estomac sent alors une large traînée cicatricielle, rétrécissant l'organe en son milieu et le rendant en quelque sorte biloculaire. Suture de la plaie gastrique à deux plans, dans un sens perpendiculaire à l'estomac. Ce viscère se trouve ainsi élargi par cette gastroplastie; pas de drainage, suture de la paroi, réunion par première intention. Treize jours après, la malade retournait chez elle ne souffrant plus et complétement guérie.

Nous avons su accidentellement, que trois mois après, elle avait succombé à une affection pulmonaire, indépendante de sa récente opération.

L'examen histologique de l'ulcère enlevé a confirmé complétement le diagnostic.

## OBSERVATION XII

### (Due à MM. Villard et Gauthier.)

*Périgastrite antérieure. — Perforation de l'estomac par ulcère. — Laparotomie. — Gastrostomie temporaire. — Guérison.*

M. B..., âgé de trente-cinq ans, entré à l'Hôtel-Dieu le 19 septembre 1900, sorti le 14 novembre, exerce la profession d'apprêteur, qu'il a cessé depuis trois ans pour raison de santé ; coïncidence étrange, un frère mort probablement des suites d'un ulcère à l'estomac. Habitudes alcooliques invétérées ; de 1890 à 1893, accès douloureux hyperchlorhydriques typiques, survenant après le repas, avec ou sans vomissements. En 1893, première hématémèse ; puis à partir de cette époque, gastrorrhagies fréquentes. Le 17 septembre 1900, sans prodromes, douleur atroce au niveau de l'épigastre ; il était midi, depuis la veille au soir il n'avait pris qu'un peu de café. Il est transporté à l'Hôtel-Dieu à huit heures du soir.

A ce moment le faciès est bon, le ventre est légèrement ballonné, mais il n'y a pas de disparition de la matité hépatique. L'épigastre est empâté et un peu sensible à la palpation. Le pouls 120 à la minute ; respiration 24 ; hoquet persistant.

On porte le diagnostic de péritonite par perforation. Quant à la cause, le passé si net du malade, le siège de la douleur du début à l'épigastre, l'absence de vomissements depuis le début des symptômes alarmants, tout concorde : il s'agit d'une perforation de l'estomac par un ulcère.

Laparotomie par M. le Dr Villard à dix heures du soir, trente-quatre heures après la douleur initiale.

Incision épigastrique qui ouvre le péritoine sus-ombilical. Une fois celle-ci faite on s'attendait à trouver un estomac revenu sur lui-même et une grande quantité de liquide épanchée dans la cavité péritonéale; il n'en est rien, il y a un peu de liquide et l'estomac est dilaté. En présence de ces constatations, on hésite un moment mais on finit par découvrir à la partie supérieure du champ opératoire un foyer d'adhérences lâches, d'où s'écoule près de la petite courbure un peu de liquide grisâtre. On effondre ces adhérences et l'on tombe dans une collection hydro-aérique ; cette poche primitivement enkystée entre la portion inférieure et antérieure de l'estomac, la face inférieure du foie et l'épiploon gastro-hépatique mal cloisonnée en bas par des adhérences jeunes et friables, cette poche s'est rompue en ce dernier point.

Le contenu de la collection périgastrique une fois évacué, on découvre facilement le corps du délit ; il s'agit d'une perforation de la dimension d'une pièce de 50 centimes tout près de la petite courbure. Le contenu gastrique s'écoule par cet orifice, il occupe le centre d'une plaque indurée, lardacée tenant toute la petite courbure. On en tente l'oblitération, mais on est vite obligé d'y renoncer, les points de suture lâchent les uns après les autres, les fils coupent le tissu friable.

On crée alors une barrière inférieure au liquide septique et l'on suture la face antérieure de l'estomac en son milieu à la paroi antérieure de l'abdomen.

Par ce procédé de nécessité on détermine la création de deux poches bien isolées l'une de l'autre ; la supérieure est formée par le foyer de périgastrite avec la perforation stomacale, on la draine avec un gros drain et des mèches de gaze ; l'inférieure répond à la grande cavité abdominale, on y place un tamponnement à la Mikulicz, pour immobiliser et agglutiner les anses intestinales.

Pas de suture cutanée.

Pendant les jours suivants température élevée, tous les liquides stomacaux passent par la perforation. Puis la plaie se comble et au bout d'un mois et demi il ne restait plus qu'une fistulette. Le 14 novembre le malade quitta l'hôpital complètement guéri ; il mangeait à ce moment le régime ordinaire des malades.

Revu le 9 avril 1901, le malade ne suit aucun régime, il a repris ses habitudes alcooliques, a engraissé de 7 kil. 500. Son ulcère peut être considéré comme guéri, et il n'a conservé de son opération qu'une légère éventration qui ne le gêne d'ailleurs en rien pour son travail journalier.


## OBSERVATION XIII

(Observation de M. le professeur JABOULAY, recueillie par le D' VIANNAY.)


*Ulcères perforants de l'estomac. — Périgastrite antérieure suppurée ; fistule stomacale secondaire. — Huit tentatives infructueuses d'enfouissement. — Mort.*


C. A...., quarante-cinq ans, pas d'antécédents héréditaires ou personnels. Pas d'histoire nette d'ulcus ou d'hyperchlorhydrie. Le 31 août 1901, il prend brusquement une douleur violente dans l'hypocondre droit avec vomissements, nausées. L'état général s'aggrava, la fièvre survint et il se développa peu à peu dans l'hypocondre droit, une tuméfaction arrondie qui augmenta peu à peu de volume en s'étendant du côté de l'épigastre.

A l'entrée à l'hôpital, tuméfaction étendue et lisse, sans rougeur de la peau, qui remplit la région épigastrique et l'hypocondre droit.

Rénitence sur les bords de cette tuméfaction et fluctuation franche au centre.

A la percussion, matité nette qui se continue avec le foie.

État général grave, température dans les 38°5.

*Opération.* — Le 19 septembre, une incision médiane au-dessus de l'ombilic donne issue à une grande quantité de pus fétide, mêlé de gaz d'aspect crémeux. Le doigt introduit dans l'incision, fait le tour d'une poche de péritonite enkysée, bien limitée par les adhérences. On draine et on panse à plat.

Le lendemain, on constata que les liquides alimentaires ressortaient par la plaie, et le diagnostic de périgastrite antérieure suppurée et ulcère perforé de l'estomac fut porté.

Le malade dépérit, tous les aliments passant par la plaie. On décide une nouvelle intervention.

On prolonge en haut l'ancienne incision, et on aperçoit alors trois perforations voisines les unes des autres.

On ferme chacune d'elles par une suture en bourse, puis on les enfouit au moyen de plusieurs points séro-séreux. La friabilité de la paroi stomacale est très grande, les fils coupent. Le soir, le pansement n'est pas souillé.

Mais le lendemain, le liquide gastrique reparaît dans le pansement et on constate que si deux perforations sont restées fermées, la troisième s'est rouverte.

On cherche à l'enfouir de nouveau, en piquant loin des bords, pour attirer au-dessus d'elle des surfaces séreuses saines.

Mais l'aiguille déchire et finalement pour fermer l'orifice, on abaisse le bord inférieur du foie au-dessus de lui, que l'on fixe à la paroi stomacale. On suture de nouveau la paroi abdominale.

Le 1ᵉʳ octobre, le suc gastrique a reparu dans la plaie, les sutures ont lâché. Le malade se cachectise, il marche à une mort certaine.

On se décide à réséquer une partie de la paroi gastrique antérieure et à faire une suture de l'estomac en tissus sains.

Mais sur la table d'opération, en raison de l'état général, on se résout à essayer encore l'enfouissement. On ferme la paroi par une suture en bourse, puis on fait boire le malade, rien ne s'écoule.

Le surlendemain la suture ayant lâché, on fait une cinquième tentative d'enfouissement. On cherche à faire sur la paroi antérieure de l'estomac un grand plissement vertical. Mais l'estomac adhérent à la paroi abdominale se refuse à glisser, les tissus se déchirent. On ferme néanmoins la perforation comme l'on peut, et l'on s'assure en faisant boire le malade que la fermeture est hermétique.

Le lendemain, le pansement est de nouveau inondé. L'état du malade interdisant toute intervention sérieuse telle que la gastro-entérostomie on se borne à faire les 4, 5 et 6 octobre une sixième, septième, huitième tentative d'enfouissement. Chaque fois occlusion momentanée puis chaque fois le lendemain le suc gastrique reparaît dans la plaie.

Le 7 octobre sans nouvel incident le malade succombe.

*Autopsie.* — On soulève le foie, en rompant les adhérences nombreuses qui l'unissent à la face antérieure de l'estomac ; tout autour de la perforation de nombreuses adhérences fixent ce viscère à la paroi.

Pendant que l'on enlève l'estomac un flot de pus mal lié et fétide inonde le champ opératoire, il provient d'un pyothorax sous-phrénique limité en haut, par le diaphragme, en bas, par le lobe droit du foie, qui adhère au foie et à la paroi inféro-latérale du thorax, en dedans, par le ligament suspenseur du foie.

L'estomac ouvert, on voit le siège de la perforation dans la région pylorique à deux travers de doigt de cet orifice sur la face antérieure, immédiatement au-dessus de la fin de la grande courbure.

La perforation est unique mais très large, elle semble résulter de la confluence des trois perforations vues pendant la vie. On ne trouve, sur la muqueuse stomacale, aucune autre ulcération, ni aucune cicatrice.

Rien d'important aux autres viscères.

## OBSERVATION XIV (résumée).

### (Due à l'obligeance de M. CAVAILLON.)

*Ancien ulcère latent, siégeant sur la petite courbure. — Perforation spontanée enkystée dans un foyer de péri-gastrite sous-hépatique. — Invasion secondaire du péri-toine. — Péritonite généralisée. — Laparotomie. — Mort.*

X..., soixante-treize ans, Saint-Joseph, n° 1.

Rien à signaler dans les antécédents de ce malade, jamais de douleurs ni de troubles gastriques antérieurs. Brusquement, le 31 janvier, le malade ressentit une douleur brusque au niveau de l'épigastre; une heure auparavant ce sujet avait pris son repas comme d'ordinaire; immédiatement phénomènes graves, refroidissement, collapsus, ballonnement du ventre, *pas de vomissement*.

Le malade entre à l'Hôtel-Dieu quelques heures après le début des accidents. Une hernie inguinale gauche est deve-nue douloureuse et volumineuse. État grave, pouls rapide, filant, extrémités froides, dyspnée, ventre ballonné, matité hépatique disparue.

*Intervention.* — Laparotomie sous-ombilicale médiane par M. Delore, on trouve dans l'abdomen du liquide louche, pas de débris alimentaires ni de pus. Le péritoine a réagi par des adhérences encore filamenteuses, gélatiniformes.

L'état du malade ne permet pas de rechercher plus longtemps l'origine de ces liquides.

*Mort* deux heures après.

*Autopsie.* — Cavité péritonéale remplie de liquide séro-purulent, pas de débris d'aliments, liquide louche de teinte chocolat, la petite courbure est fixée par un énorme bloc d'adhérences au lobe postérieur du foie, pas d'adhérences en arrière vers le pancréas, ni en avant à la paroi.

Estomac non distendu, presque vide, l'ablation de l'estomac est difficile, à cause des adhérences hépatiques. L'estomac enlevé, on constate sur la petite courbure, au niveau de sa partie médiane, une perforation d'une circonférence analogue à celle d'une pièce de 1 franc. La face externe est en rapport avec une cavité limitée par des adhérences, aucune lésion apparente du foie. La face interne de l'estomac, après incision de celui-ci, apparaît saine, partout ailleurs qu'au niveau de la perforation. La muqueuse se continue régulièrement d'aspect normal sur le pourtour de celle-ci. Les bords de la perforation sont nets, comme faits à l'emporte-pièce. Il n'existe pas d'ulcération de la muqueuse. En somme cette perforation donne l'impression d'être déjà ancienne, en aucun point on ne trouve d'aspect de néoplasme, il n'a pas été possible à cause du nombre et du degré des adhérences de voir en quel point ces adhérences avaient lâché, pour produire la péritonite généralisée.

## OBSERVATION XV

(Suffit, Lejars : *Bull. mém. Soc. méd. des hôpitaux,*
12 novembre 1897.)

*Voussure épigastrique. — Aspect bilobé du ventre. — Incision, drainage. — Vaste cavité dont la paroi supérieure est figurée par le diaphragme, l'inférieure par le foie et l'estomac et qui se prolongeait en arrière entre le diaphragme et le foie; au fond, ulcère de l'estomac. — Lavage de la poche. — Guérison.*

## OBSERVATION XVI

(Bouray, *Société de Chirurgie,* 27 octobre 1897.)

G..., quarante ans, voussure épigastrique, incision médiane. On tombe sur une énorme cavité remplie de gaz et de pus qui va très loin sous le diaphragme surtout à gauche.

On lave, on draine. Les liquides passent par la plaie; puis l'alimentation devient possible et il ne conserve qu'une légère fistulette.


## OBSERVATION XVII

(Monod : *Société de Chirurgie*, 8 décembre 1897.)

Rapporte deux cas, malade ayant un passé gastrique, bosse épigastrique qui disparut en même temps que l'on observait les symptômes d'un pyopneumothorax qui communiquait avec la cavité gastrique.

Un malade guérit et l'autre mourut.

Résection de la dixième côte, drainage en haut et en bas par le thorax et l'abdomen.


## OBSERVATION XVIII

(Pusinelli : *Berlin. klin. Wochensch.*, 1897, p. 362.)

H..., cinquante ans, signes d'ulcère de l'estomac, tuméfaction de la région épigastrique, ponction exploratrice puis évacuation, il sort 9 litres de pus et de gaz fétides.

A l'autopsie, ulcère rond perforé de la petite courbure.


## OBSERVATION XIX

(Lejars : *Société de Chirurgie*, 8 décembre 1897.)

G..., cinquante-deux ans, souffre depuis longtemps de troubles gastriques, tuméfaction épigastrique, ventre bilobé. Diagnostic : abcès gazeux sous-phrénique. Laparotomie, il sort du gaz et du pus, drainage. Mort au quatrième jour. En outre de la cavité qui avait été drainée et qui conduisait vers une perforation de la face antérieure de l'estomac, il existait en arrière une perforation sur la paroi postérieure et un deuxième abcès qui avait échappé.

## OBSERVATION XX

### (Leyden : *Idem.*)

Homme de soixante-dix ans, symptômes brusques de l'ulcère de l'estomac.

Météorisme, disparition de la matité hépatique, tuméfaction épigastrique, cinq ponctions exploratrices dont une seule a donné des gaz.

A l'autopsie, on attribue l'existence de la poche contenant des gaz et du pus à un ulcère gastrique cicatrisé.

## OBSERVATION XXI

### (Leyden : *Berlin. klin. Wochens.*, 1879.)

Homme cinquante ans, signes d'ulcère de l'estomac, tuméfaction épigastrique, signes d'hydro-pneumothorax.

Incision, drainage. Mort. Vaste cavité postérieure avec perforation du cardia.

## OBSERVATION XXII

### (Levison : *Nordiskt medicine Arch.*, 1870.)

Femme vingt-deux ans, signes d'ulcère de l'estomac, douleur brusque, tuméfaction épigastrique, hydro-pneumothorax.

Deux ponctions qui amènent des gaz fétides. Mort. Autopsie, perforation large de la paroi postérieure de l'estomac, cavité purulente entre estomac, foie, vésicule biliaire, rate.

## OBSERVATION XXIII

### (Debove et Rémond : *Société médicale des hôpitaux*, 24 octobre 1890.)

Femme trente-trois ans, douleurs épigastriques, symptômes d'ulcère de l'estomac, tuméfaction gazeuze épigastrique au-dessous du foie, ponction à ce niveau, goutte de pus; on agrandit, il sort du gaz et 500 grammes de pus.

Le doigt fait reconnaître en avant du lobe gauche du foie mais surtout en arrière de cet organe une collection purulente qui plonge en arrière de l'estomac avec un prolongement dans la direction de la rate. Drainage de 25 centimètres.

Lavage, Guérison.

## OBSERVATION XIV

(BOUCHARD : *Bulletin Société anatomique*, 1862, p. 309.)

Homme cinquante ans, début brusque ; symptômes d'ulcère de l'estomac. Tuméfaction épigastrique. au dix-septième jour pneumothorax droit.

Application de pâte de Vienne ; on incise sur l'eschare, il sort 170 grammes de pus. Mort. Autopsie : on trouve deux perforations de l'estomac en arrière près du pylore.

Cavité purulente entre foie, estomac et diaphragme.

Les ulcères étaient cicatrisés.

## OBSERVATION V (résumée).

(Observation personnelle recueillie dans le service de
M. le professeur JABOULAY.)

*Ulcères anciens de l'estomac. — Adhérences consécutives.*
*Occlusion intestinale chronique. Laparotomie.*

X... quarante ans, pas d'antécédents héréditaires ni personnels. Il y a dix ans il ressentit quelques douleurs de l'estomac, sans d'ailleurs rien de bien particulier. Il ne suivait pas à cette époque de traitement spécial, n'eut ni vomissements, ni hématémèse.

Les douleurs durèrent environ trois mois, puis tout rentra dans l'ordre et pendant cinq ans il jouit d'une excellente santé.

Après ce laps de temps apparurent de temps à autre des phénomènes intestinaux, alternatives de constipation et de diarrhée, des coliques. Jamais d'ictère ni de coliques hépatiques, rien du côté du foie.

Pendant cette période tous les phénomènes vont petit à petit en augmentant et à ce point qu'il y a deux mois le malade fut pris du syndrome occlusion chronique qui d'abord céda aux lavements huileux et au traitement habituel, l'occlusion récidiva et fut rebelle aux traitements médicaux.

A ce moment le malade entre à l'Hôtel-Dieu. Le ventre était énorme. Les anses, considérablement distendues, faisaient saillie sous la peau. On ne constate pas d'ondes péristaltiques. L'occlusion n'était pas d'ailleurs complète, car le malade émettait encore quelques matières et des gaz.

En raison de l'état général du malade, du volume du ventre, de l'amaigrissement, on se décida à pratiquer un anus dans un premier temps : M. Patel incisa au niveau de la fosse illiaque gauche. On tomba sur un cœcum vide avec appendice d'apparence saine. On prit l'anse distendue qui se présentait à côté du cœcum et on fit l'anus.

Le ventre se déballonna. Le malade fut soulagé d'une façon considérable, mais en même temps on constata le lendemain qu'avec les matières sortait aussi une assez grande quantité de bile.

Trois jours après M. le professeur Jaboulay pratiqua la laparotomie médiane sous-ombilicale, puis l'incision de la paroi. On tombe sur des anses intestinales agglutinées assez fortement entre elles. En suivant les anses distendues, on arrive au niveau du cul-de-sac de Douglas. A cet endroit, on trouve une anse de l'intestin grêle coudée en V, la pointe du V correspondait exactement au point le plus déclive du douglas. L'anse grêle est fixée à ce niveau par les adhérences et des brides solides qui l'englobent et sont la base de l'occlusion. On trouve un petit abcès autour des adhérences.

M. le professeur Jaboulay libéra l'anse lésée, sectionna çà et là d'autres brides qui semblaient gêner la circulation intes-

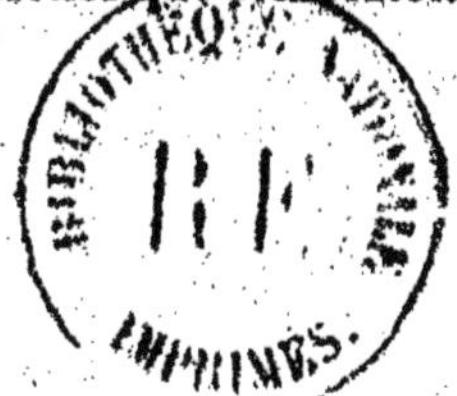

M. DELAY.

7

tinale, ferma l'anus contre nature et sutura la paroi en laissant une mèche.

Tout se passa bien pendant quinze jours, la circulation intestinale était rétablie et l'on pouvait espérer une guérison complète. Mais les forces déclinèrent, le malade cessa de s'alimenter, prit une broncho-pneumonie et succomba quatre semaines après l'intervention.

L'autopsie montra sur les anses intestinales une grande quantité d'adhérences, les unes fragiles et de date récente, d'autres beaucoup plus fortement organisées et membraneuses de date ancienne. Les adhérences s'étendaient dans tout l'abdomen.

Appendice sain. Rien du côté des organes génito-urinaires. Rien au foie. La vésicule ne présente pas de calculs. Rien au cœur. Pas de trace de tuberculose. Rien aux poumons, mais au niveau de l'estomac on trouve la cicatrice de deux ulcères qui siégeaient près du pylore et d'où rayonnaient de nombreuses adhérences. Les unes englobaient l'épiploon gastro-hépatique. D'autres s'étendaient en haut vers le duodénum et vers le gros intestin. A ce niveau la dissection et l'isolement des viscères était fort difficile, l'orifice du pylore était libre, l'estomac non dilaté.

*Résumé.* — Ulcères anciens de l'estomac à évolution peu bruyante, consécutivement adhérences abdominales multiples; occlusion chronique de l'intestin grêle nécessitant une laparotomie.

# CONCLUSIONS

C'est en nous appuyant sur les quatorze observations recueillies à la clinique de M. le professeur Jaboulay, sur les mémoires parus jusqu'à ce jour, sur les faits que nous avons pu recueillir de ci et de là, que nous avons écrit cette étude de la périgastrite suite de l'ulcère de l'estomac. Ses grandes lignes peuvent être résumées dans les conclusions suivantes :

Au point de vue anatomique et symptomatologique, les adhérences de la périgastrite ne sont que le miroir du degré de l'activité de l'ulcère. Si dans quelques cas, les adhérences ont un rôle indépendant et mécanique, ces cas sont rares. Dans la majorité des faits, quand l'ulcère est en activité, les adhérences se multiplient et le malade souffre ; quand l'ulcère est en voie de cicatrisation, les adhérences se résorbent et les douleurs disparaissent.

Il faut donc traiter les malades pour leur ulcère, plutôt que pour leurs adhérences. Il vaut mieux s'adresser à la cause qu'à l'effet.

Les indications opératoires doivent être tirées de l'étude de la douleur, du vomissement, de l'état général du malade. Mais surtout de celle du plastron épigastrique, qui est comme la flèche indicatrice d'un ulcère en évolution, qui est une menace de perforation et de suppuration.

Il ne faut pas s'attarder au traitement médical de l'ulcère rebelle ; dès qu'il a été essayé sans résultat, il faut rapidement se poser la question d'une intervention. On doit être largement interventionniste dans la périgastrite.

La laparotomie simple a rendu quelques services, mais n'est pas une méthode de traitement.

La libération simple des adhérences peut être dans les ulcères étendus une opération illogique, dangereuse, inefficace et parfois nuisible.

La gastro-entérostomie est une excellente méthode de traitement, elle soulage le malade et le place dans des conditions favorables à la cicatrisation de son ulcère. Mais elle n'est pas curatrice. La symphyse postérieure la rend quelquefois difficile.

L'opération idéale est la résection de l'ulcère qui supprime la cause des adhérences. Il faut toujours la pratiquer quand l'ulcère est abordable anatomiquement, comme sur la face antérieure de l'estomac. Il faut réserver la gastro entérostomie comme une opération de pis-aller aux ulcères inexpugnables.

Dans les cas d'ulcères étendus à toute une paroi (Bouveret, Jaboulay) où l'estomac est réduit à un tube rigide, fonctionnellement inutile, on peut se poser comme l'a fait notre maître l'hypothèse d'une exclusion totale de l'estomac pour soustraire l'ulcère au contact alimentaire et lui permettre peut-être un temps de cicatrisation.

Les complications de la périgastrite sont les abcès et les perforations de l'estomac.

Il faut appliquer aux abcès le principe : drainer, sans toucher aux adhérences. Rien n'est plus simple, quand l'abcès est antérieur, ou sous-hépatique. Mais il n'en est pas de même quand il siège dans l'arrière-cavité des épiploons.

Nous préconisons, dans ce cas, le drainage par la voie transmégacolique, avec marsupialisation de cette arrière-cavité, par la fixation de l'épiploon à la paroi abdominale antérieure.

Dans les cas de fistules gastriques, si elles sont hautes, elles se ferment toutes seules ; si elles sont basses, il faudra tenter rapidement leur obturation par les procédés ordinaires ; elles n'ont pas de tendance à l'oblitération spontanée. Si elles siègent enfin à la région pylorique, elles sont particulièrement graves et rebelles ; elles sont justiciables de la gastro-entérostomie et de l'exclusion ou de la résection pylorique.

# BIBLIOGRAPHIE

MARION. — Thèse Paris, 1897.
MAYO ROBSON. — *Lancet*, 1900, 1901, 1902.
MARSH. — *Méd. moderne*, 1899.
HAINEBACH. — *Deutsch. Med.*, Leipzig, 1897.
VAN EISELBERG. — XXVIII° Congrès de chirurgie allemande, 1899.
FRADA. — Stomaco a clessidra, *Riforma*, 1901.
GUILLEMOT. — Th. Paris, 1898-1899.
MOUMHAM. — *Lancet*, 1901.
CLERC. — Gastroplication, th. Paris, 1899-1900.
KLEEF. — *Berlin. klin. Woch.*, 1899.
VAUTRIN. — *Revue de gynécologie*, 1903.
DUPOUY. — Thèse Paris, 1898.
PINATELLE. — Thèse de Lyon, 1903.
DUPLANT. — *Revue de médecine*, 1903.
JABOULAY. — Chirurgie des centres nerveux.
       — Cliniques chirurgicales.
       — *Lyon médical*, 1902.
VILLARD ET GAUTHIER. — *Province médicale*, 1900.
VIANNAY. — *Archives générales de médecine*, 1900.
DELORE. — *Lyon médical*, 1899.
DELORE ET LERICHE. — *Revue de chirurgie*, 1904.
CAMPBEL. — Hildebrandt, 1901, p. 65.
COUTEAUX. — *Bull. Soc. chirurg.*, 1902.
MALOAIGNE ET SOULIGAUX. — *Méd. moderne*, 1903.
LANDRY. — *Soc. anatomique*, 1890.
FENWICH. — *The Edinburgh medical Journal*, 1900.
LANGLAIS. — Thèse de Lyon, 1902.
REMON. — Thèse de Paris, 1898.
CABANE-PELLÉ. — Thèse de Paris, 1903.
GROSS. — *Revue de chirurgie*, 1904.
KLAUSNER. — *Münch. med. Woch.*, 1896.
MANSEL MOULIN. — *The Lancet*, 1903.
CARLESS. — *The Lancet*, 1903.
TERRIER ET HARTMANN. — Traité de la chirurgie de l'estomac.
TZEIDLER. — *Méd. mod.*, 1900.

SOUPAULT. — *Presse méd.*, 1898.
TENNANT. — *British Med.*, London, 1901.
TOURNIER. — *Lyon méd.*, 1897.
ANDRÉ. — *Revue de médecine*, 1900.
ANDERSON. — *Lancet*, 1899.
HEATON. — *British Med.*, 1902.
GENZGIBUETEN. — *Mitteilungen Med. und Chir.*, 1897.
MIKULICZ. — *Mitteilungen Med. und Chirurg.*, 1897.
LAMPE. — *Munch. med. Woch.*, 1895.
MONOD. — Pyothorax sous-phrénique, 1897.
LÉJARS. — *Société chirurg.*, 1897 et *Semaine médicale*, 1902.
BRUNNER. — *Deutsch. Zeit. f. Chirurg.*, 1903.
WELCHS. — *Lancet*, 1903.
GRUNEISEN. — *Centralblatt Chir.*, 1903.
UMBER. — *Mitteilungen Med. und Chir.*, 1900.
RICE. — *Lancet*, 1901.
SPIRE. — Thèse Nancy, 1902.
LAUENSTEIN. — *Association médicale britannique*, 1896.
MOORE. — *Lancet*, 1900.
GOULD. — *British Med.*, 1895.
BOINET. — *Bulletin méd.*, 1902.
HUGUENIN. — *Suisse Romande*, 1903.
BOUVERET. — Traité des maladies de l'estomac.
GORDON. — *Bristol Med. et Chirurgical Journal*, 1902.
NICHOLLS. — *Studies from the royal Victoria*, 1902.
BOUQUET DE LA JOLINIÈRE. — Thèse de Lyon, 1896.
LENANDER ET RAVENBRUSCH. — *Mitteilungen aus den Gen. chir.*,
    1901, page 3.
HALE WITE. — *Lancet*, 1901.
GUELLIOT. — *Union médicale de Reims*, 1896.
GRANDMAISON. — *Méd. mod.*, 1901.
DECKER. — *Bull. méd.*, 1902.
TRICOMI. — *Riforma medica*, 1899.
GROLLIER. — Thèse de Lyon, 1899.
DEBOVE ET REMOND. — *Revue de médecine*, 1898.
SAVARIAUD. — Thèse de Paris, 1898.
CHAUVEL. — Thèse de Paris, 1898.
GREER. — *British Med.*, 1900.
DEGORGE. — Thèse de Paris, 1901-1902.
KACKOVIC. — *Liecnick Kroattsch.*, 1903.

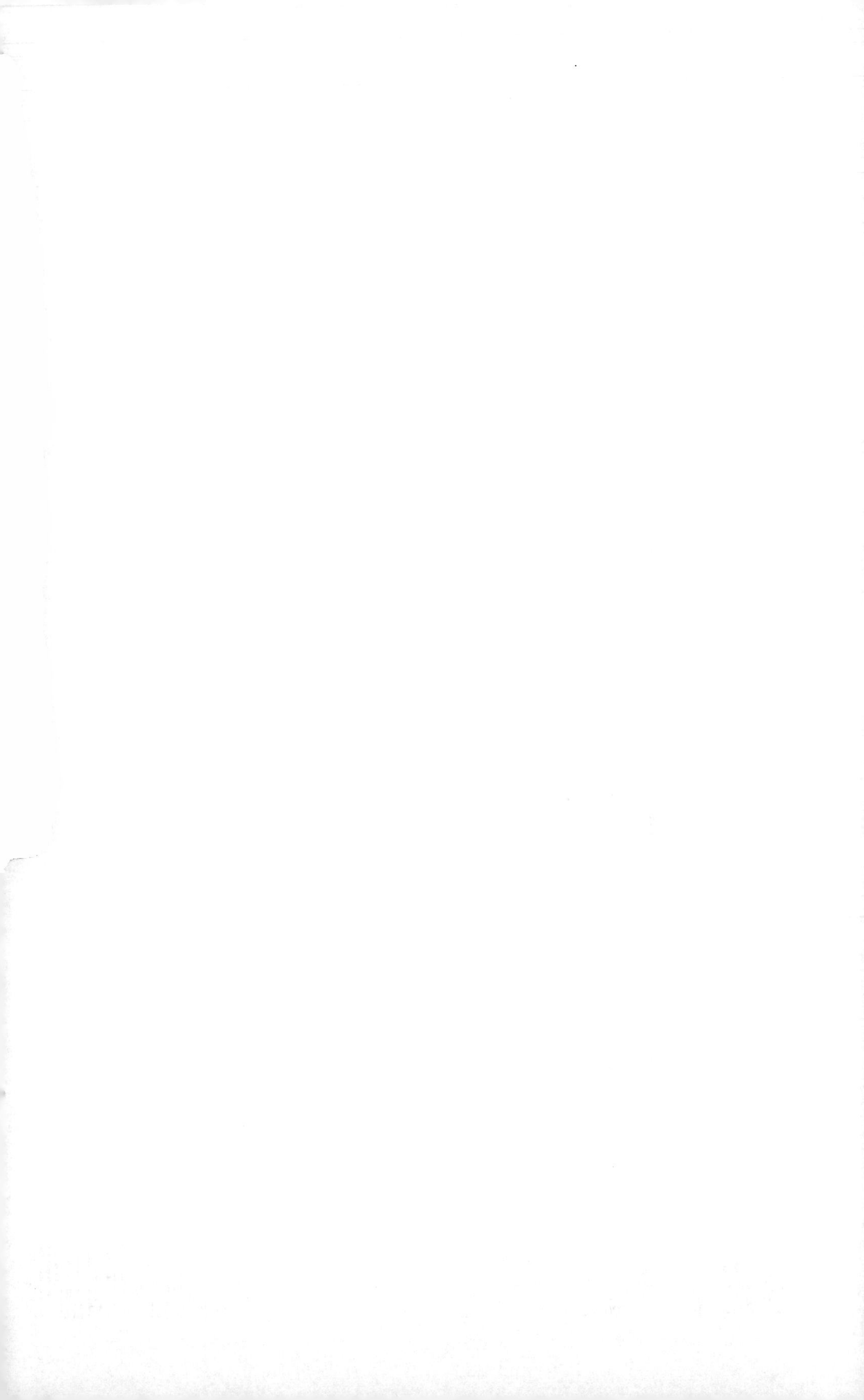